Fundamentos psicobiológicos e bioéticos no envelhecimento

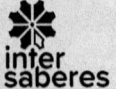

Fundamentos psicobiológicos e bioéticos no envelhecimento

Débora Luiza Montezeli
Fabiana da Silva Prestes
Regina Célia Celebrone
Willian Barbosa Sales

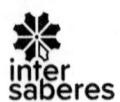

Rua Clara Vendramin, 58 . Mossunguê . CEP 81200-170
Curitiba . PR . Brasil . Fone: (41) 2106-4170
www.intersaberes.com . editora@intersaberes.com

Conselho editorial
Dr. Alexandre Coutinho Pagliarini
Dr.ª Elena Godoy
Dr. Neri dos Santos
Dr. Ulf Gregor Baranow

Editora-chefe
Lindsay Azambuja

Gerente editorial
Ariadne Nunes Wenger

Assistente editorial
Daniela Viroli Pereira Pinto

Preparação de originais
Belaprosa

Edição de texto
Arte e Texto Edição e Revisão de Textos
Millefoglie Serviços de Edição

Capa
Sílvio Gabriel Spannenberg (*design*)
belushi/Shutterstock (imagem)

Projeto gráfico
Charles L. da Silva (*design*)
dibrova e Smileus/Shutterstock (imagem)

Diagramação
Laís Galvão

Designer **responsável**
Iná Trigo

Iconografia
Regina Claudia Cruz Prestes
Sandra Lopis da Silveira

Dados Internacionais de Catalogação na Publicação (CIP)
(Câmara Brasileira do Livro, SP, Brasil)

Fundamentos psicobiológicos e bioéticos no envelhecimento/Débora Luiza Montezeli...[et al.]. Curitiba: InterSaberes, 2022.

Outros autores: Fabiana da Silva Prestes, Regina Célia Celebrone, Willian Barbosa Sales.
    Bibliografia.
    ISBN 978-65-5517-244-7

1. Bioética 2. Envelhecimento – Aspectos biológicos 3. Psicobiologia 4. Qualidade de vida I. Montezeli, Débora Luiza. II. Prestes, Fabiana da Silva. III. Celebrone, Regina Célia. IV. Sales, Willian Barbosa.

22-113611   CDD-612.8

Índices para catálogo sistemático:

1. Envelhecimento: Psicobiologia humana 612.8

Eliete Marques da Silva – Bibliotecária – CRB-8/9380

1ª edição, 2022.
Foi feito o depósito legal.

Informamos que é de inteira responsabilidade dos autores a emissão de conceitos.

Nenhuma parte desta publicação poderá ser reproduzida por qualquer meio ou forma sem a prévia autorização da Editora InterSaberes.

A violação dos direitos autorais é crime estabelecido na Lei n. 9.610/1998 e punido pelo art. 184 do Código Penal.

Sumário

11 *Prefácio*
13 *Apresentação*
15 *Como aproveitar ao máximo este livro*

Capítulo 1
19 **Psicologia e desenvolvimento humano**
21 1.1 Teorias do envelhecimento humano
37 1.2 Fases do desenvolvimento humano
40 1.3 Fases do envelhecimento humano
43 1.4 Processos do desenvolvimento e subjetividade
44 1.5 Relações entre psicologia e gerontologia

Capítulo 2
53 **Psicogerontologia**
55 2.1 Envelhecimento e ciclos de vida
62 2.2 Perspectiva psicossocial nas relações sociais, familiares e intergeracionais
69 2.3 Modificações nas relações humanas no ciclo de vida e redução do círculo de contatos
75 2.4 Habilidades sociais e processo de envelhecimento
78 2.5 Características do envelhecimento normal e patológico

Capítulo 3
87 **Bioética no envelhecimento humano**
90 3.1 Introdução à bioética: conceitos e definições
97 3.2 Princípios da bioética
101 3.3 Bioética e o final de vida
105 3.4 Bioética e interrupção da vida
118 3.5 Bioética e envelhecimento humano

Capítulo 4
127 **Sexualidade na terceira idade**
129 4.1 Alterações fisiológicas
138 4.2 Climatério e menopausa
145 4.3 Andropausa
146 4.4 Mudanças na atividade sexual
149 4.5 Sexualidade e empoderamento do idoso

Capítulo 5
159 **Infecções sexualmente transmissíveis: parte I**
163 5.1 Herpes genital
164 5.2 HIV/Aids
168 5.3 Sífilis
171 5.4 Infecção pelo HTLV
174 5.5 Cancro mole

Capítulo 6
181 **Infecções sexualmente transmissíveis: parte II**
184 6.1 HPV
189 6.2 Donovanose
190 6.3 Gonorreia e infecção por clamídia
194 6.4 Linfogranuloma venéreo e tricomoníase
197 6.5 Educação em saúde sexual para a pessoa idosa

211 *Considerações finais*
213 *Lista de siglas*
215 *Referências*
239 *Respostas*
243 *Sobre os autores*

A todos os alunos que ampliarão seus conhecimentos por intermédio deste livro. Bons estudos!

  Fabiana da Silva Prestes

A minha irmã, Juliana, por todo o apoio pessoal e profissional que me oferece.

  Débora Luiza Montezeli

A todos os idosos, que me ensinam diuturnamente sobre o meu processo de envelhecimento; com esses aprendizados, desejo inspirar o bem envelhe-SER das gerações.

"Morrer prematuramente ou envelhecer: Não existe outra saída".
Simone de Beauvoir

  Regina Célia Celebrone

Aos meus pais, Valdir Ferreira Sales e Maria Lúcia Barbosa Sales, por todo o amor, carinho e compreensão, e ao Prof. Dr. Cristiano Caveião, pelo companheirismo durante a caminhada.

  Willian Barbosa Sales

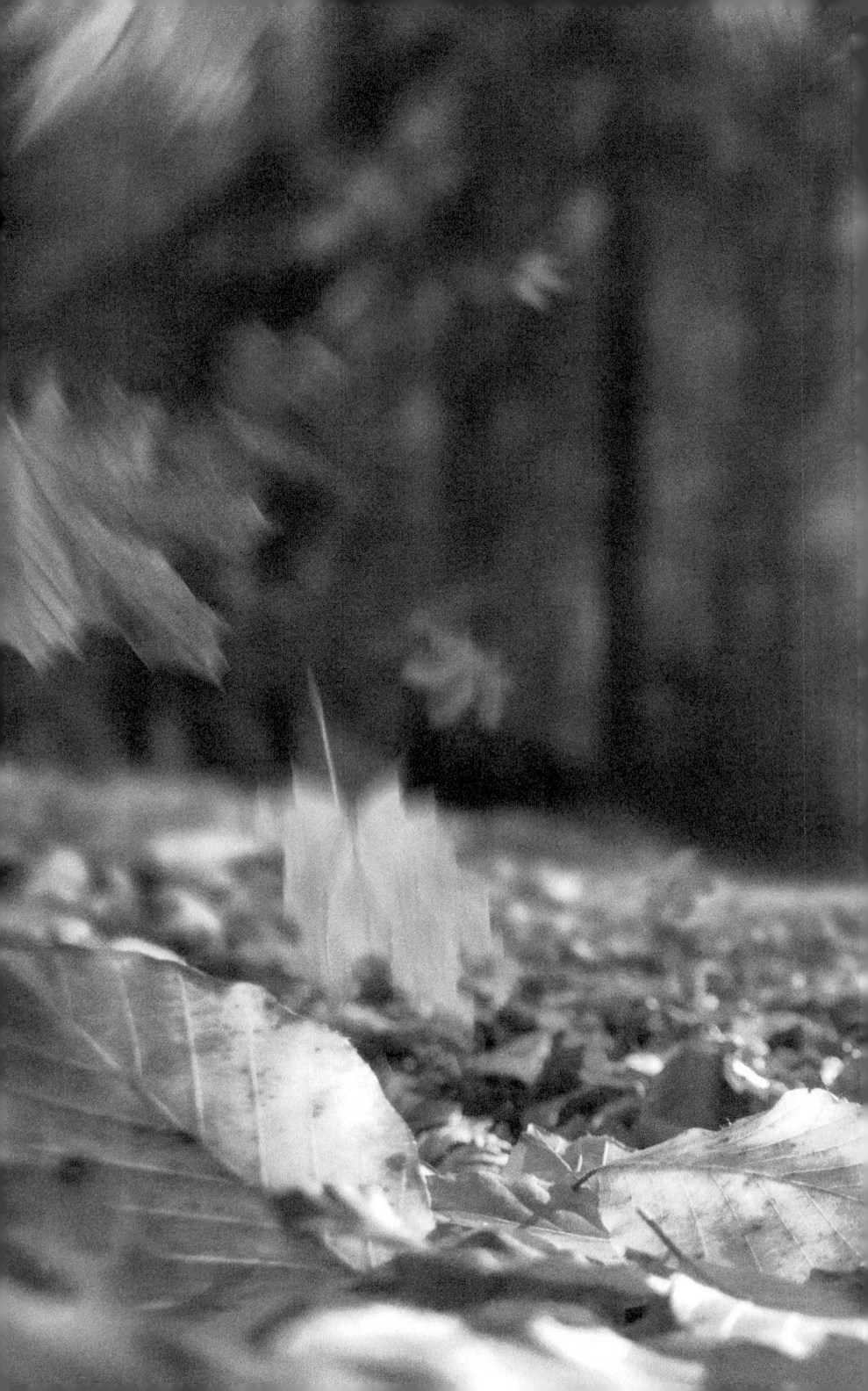

Primeiramente a Deus, que possibilitou mais uma conquista em minha vida, e a minha querida família, por me dar forças e apoio em todos os momentos.

A meus amigos e minhas amigas, por acreditarem em minha capacidade e me incentivarem a seguir sempre em frente.

A meu diretor, por sempre me apoiar, acreditar em meu potencial e servir como um grande exemplo.

A meu coordenador, por me conceder essa oportunidade, na companhia dos professores que, de forma direta ou indireta, me apoiaram.

E a todos os alunos que, mesmo em seu anonimato, serviram de inspiração e contribuíram para o avanço desta obra.

O meu muito obrigado a todos!

Fabiana da Silva Prestes

A todos os colegas que ombrearam comigo este trabalho sobre uma temática imprescindível a todo profissional de saúde. Aos alunos e aos profissionais com os quais trabalho, compartilho e, acima de tudo, aprendo diariamente.

Willian Barbosa Sales

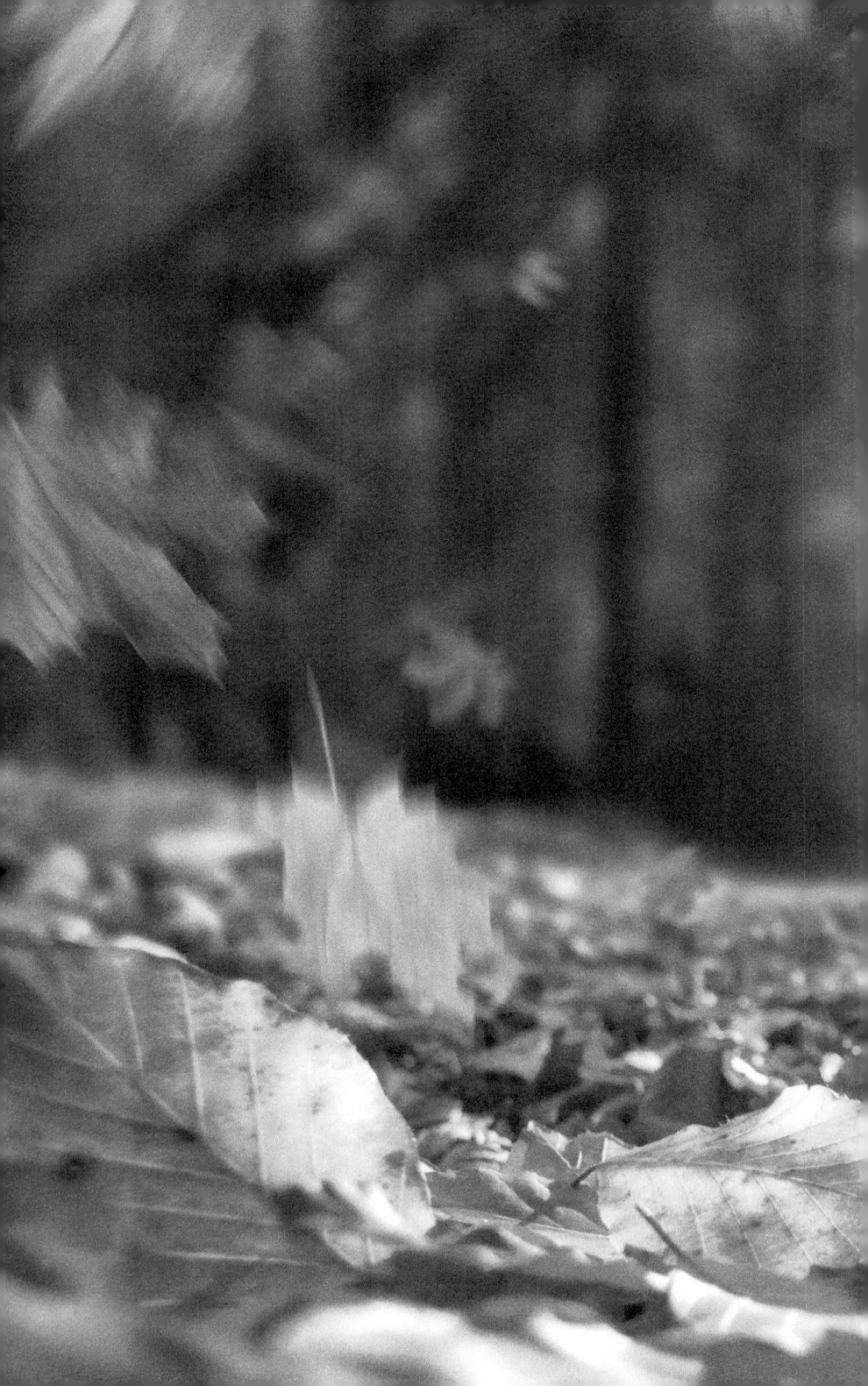

Prefácio

O envelhecimento se constitui em processo natural e multifatorial. É influenciado por fatores biológicos (que se referem às alterações ocorridas nos órgãos e sistemas do corpo humano), sociais (que incluem as experiências vividas socialmente), econômicos (como moradia, alimentação, escolaridade e renda), culturais, etnicorraciais, psicológicos e comportamentais que fazem relação entre os aspectos cognitivos, afetivos e emocionais.

Esse processo é heterogêneo, ou seja, as pessoas envelhecem de formas diferentes, e isso se deve a inúmeros fatores, que podem ser extrínsecos (relacionados ao ambiente e às causas externas) ou intrínsecos (associados a causas internas do indivíduo).

Desde o momento em que nascemos, já estamos vivenciando o envelhecimento. Evidentemente, quando chegamos a uma idade mais avançada, isso fica muito mais visível. Durante esse processo, ocorre o declínio das capacidades e funções do sistema orgânico como um todo, o que não impede que o indivíduo tenha qualidade de vida e realize as tarefas do cotidiano lidando com suas limitações – e não caracteriza um envelhecimento patológico, que é aquele em que o indivíduo perde sua autonomia e independência. A velocidade com que esse processo acontece e sua complexidade variam de pessoa para pessoa, a depender das individualidades.

Existem ações que podem ser tomadas visando ao envelhecimento com qualidade de vida, saúde e dignidade. A gerontologia é a ciência que estuda essa área e propõe ações para a prevenção e a promoção da saúde.

O livro *Fundamentos psicobiológicos e bioéticos no envelhecimento* oferece aos leitores o conhecimento sobre esse processo de envelhecimento. Seu grande mérito é compartilhar saberes, difundir práticas e estratégias no que diz respeito aos cuidados gerontológicos ante o envelhecimento humano.

Prof. Andrew da Silva Alfaro
Professor do Curso Superior de Tecnologia em Práticas Integrativas e Complementares do Centro Universitário Internacional Uninter

Apresentação

É de suma importância compreender as fases do envelhecimento humano para desenvolver os cuidados e as estratégias necessários com vistas a uma velhice ativa e prazerosa em todos os seus aspectos. Isso inclui o envelhecimento fisiológico, o psicológico e o social, entre outros, com a capacidade de manter o equilíbrio ante as adversidades enfrentadas na velhice e com a maior qualidade de vida possível até o fim da vida.

Ao longo desta obra, empreenderemos importantes reflexões sobre os cuidados durante os ciclos de vida no envelhecimento normal e patológico. Para acompanhar melhor cada um dos tópicos abordados, propomos a você, leitor(a), a trajetória de leitura apresentada na sequência.

No primeiro capítulo – "Psicologia e desenvolvimento humano" –, abordaremos as fases do envelhecimento humano, o processo de desenvolvimento e a subjetividade humana no que diz respeito à psicologia e à gerontologia. No segundo – "Psicogerontologia" –, ponderaremos sobre o envelhecimento normal e o patológico no contexto das relações psicossociais, familiares e intergeracionais no processo de envelhecer.

No terceiro capítulo – "Bioética no envelhecimento humano" –, conceituaremos bioética e descreveremos seus princípios no envelhecimento humano e no final da vida. Já o quarto – "Sexualidade na terceira idade" – é dedicado à exposição das alterações fisiológicas atinentes à sexualidade nessa etapa da vida.

No quinto capítulo – "Infecções sexualmente transmissíveis: parte I" – descreveremos as principais infecções sexualmente transmissíveis que podem acometer a população idosa. Por fim, no sexto – "Infecções sexualmente transmissíveis: parte II" –, daremos continuidade à temática do capítulo anterior, tratando das formas de contágio, transmissão e prevenção.

Desejamos a todos uma boa leitura!

Como aproveitar ao máximo este livro

Empregamos nesta obra recursos que visam enriquecer seu aprendizado, facilitar a compreensão dos conteúdos e tornar a leitura mais dinâmica. Conheça a seguir cada uma dessas ferramentas e saiba como elas estão distribuídas no decorrer deste livro para bem aproveitá-las.

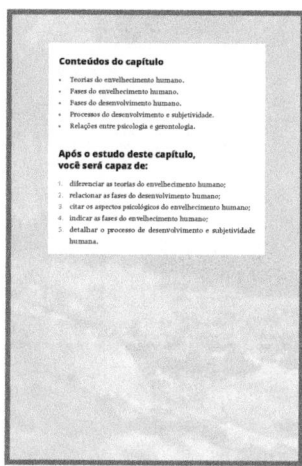

Conteúdos do capítulo

Logo na abertura do capítulo, relacionamos os conteúdos que nele serão abordados.

Após o estudo deste capítulo, você será capaz de:

Antes de iniciarmos nossa abordagem, listamos as habilidades trabalhadas no capítulo e os conhecimentos que você assimilará no decorrer do texto.

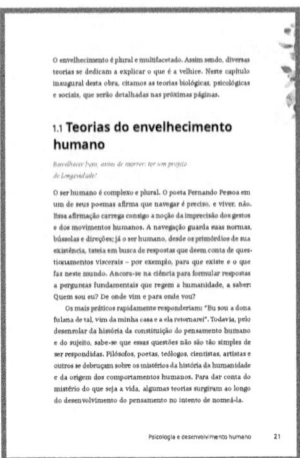

Introdução ao capítulo

Logo na abertura do capítulo, informamos os temas de estudo e os objetivos de aprendizagem que serão nele abrangidos, fazendo considerações preliminares sobre as temáticas em foco.

Luz, câmera, reflexão!

Esta é uma pausa para a cultura e a reflexão. A temática, o enredo, a ambientação ou as escolhas estéticas dos filmes que indicamos nesta seção permitem ampliar as discussões desenvolvidas ao longo do capítulo.

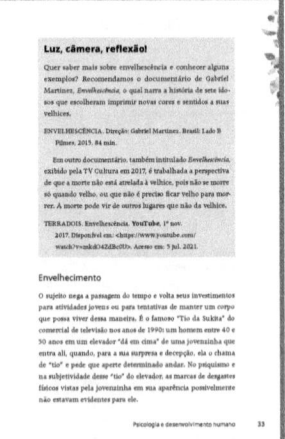

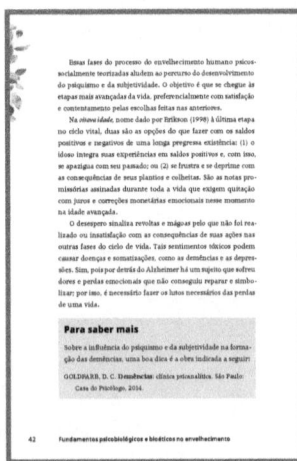

Para saber mais

Sugerimos a leitura de diferentes conteúdos digitais e impressos para que você aprofunde sua aprendizagem e siga buscando conhecimento.

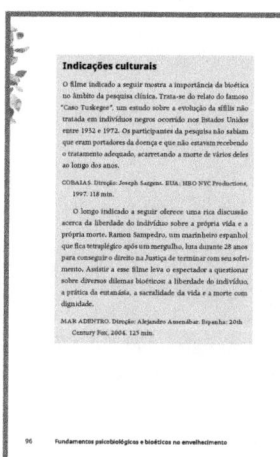

Indicações culturais

Para ampliar seu repertório, indicamos conteúdos de diferentes naturezas que ensejam a reflexão sobre os assuntos estudados e contribuem para seu processo de aprendizagem.

Exemplo prático

Nesta seção, articulamos os tópicos em pauta a acontecimentos históricos, casos reais e situações do cotidiano a fim de que você perceba como os conhecimentos adquiridos são aplicados na prática e como podem auxiliar na compreensão da realidade.

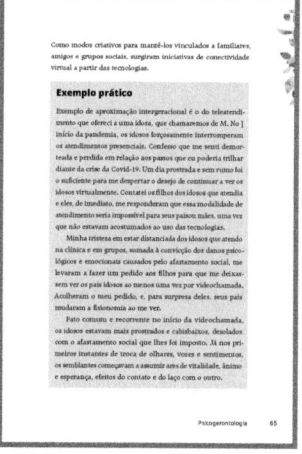

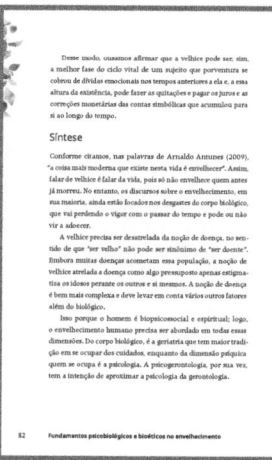

Síntese

Ao final de cada capítulo, relacionamos as principais informações nele abordadas a fim de que você avalie as conclusões a que chegou, confirmando-as ou redefinindo-as.

Questões para revisão

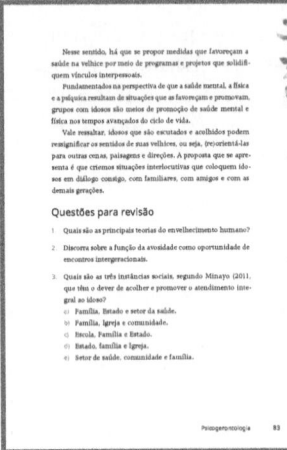

Ao realizar estas atividades, você poderá rever os principais conceitos analisados. Ao final do livro, disponibilizamos as respostas às questões para a verificação de sua aprendizagem.

Questões para reflexão

Ao propor estas questões, pretendemos estimular sua reflexão crítica sobre temas que ampliam a discussão dos conteúdos tratados no capítulo, contemplando ideias e experiências que podem ser compartilhadas com seus pares.

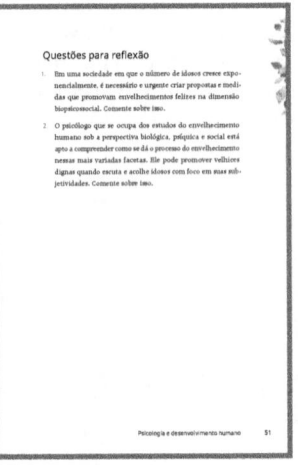

Capítulo 1
Psicologia e desenvolvimento humano

Regina Célia Celebrone

Conteúdos do capítulo

- Teorias do envelhecimento humano.
- Fases do envelhecimento humano.
- Fases do desenvolvimento humano.
- Processos do desenvolvimento e subjetividade.
- Relações entre psicologia e gerontologia.

Após o estudo deste capítulo, você será capaz de:

1. diferenciar as teorias do envelhecimento humano;
2. relacionar as fases do desenvolvimento humano;
3. citar os aspectos psicológicos do envelhecimento humano;
4. indicar as fases do envelhecimento humano;
5. detalhar o processo de desenvolvimento e subjetividade humana.

O envelhecimento é plural e multifacetado. Assim sendo, diversas teorias se dedicam a explicar o que é a velhice. Neste capítulo inaugural, citamos as teorias biológicas, psicológicas e sociais, que serão detalhadas nas próximas páginas.

1.1 Teorias do envelhecimento humano

Envelhecer bem, antes de morrer: ter um projeto de longevidade!

O ser humano é complexo e plural. O poeta Fernando Pessoa em um de seus poemas afirma que navegar é preciso, e viver, não. Essa afirmação carrega consigo a noção da imprecisão dos gestos e dos movimentos humanos. A navegação guarda suas normas, bússolas e direções; já o ser humano, desde os primórdios de sua existência, tateia em busca de respostas que deem conta de questionamentos viscerais – por exemplo, para que existe e o que faz neste mundo. Ancora-se na ciência para formular respostas a perguntas fundamentais que regem a humanidade, a saber: Quem sou eu? De onde vim e para onde vou?

Os mais práticos rapidamente responderiam: "Eu sou a dona fulana de tal, vim da minha casa e a ela retornarei". Todavia, pelo desenrolar da história da constituição do pensamento humano e do sujeito, sabe-se que essas questões não são tão simples de ser respondidas. Filósofos, poetas, teólogos, cientistas, artistas e outros se debruçam sobre os mistérios da história da humanidade e da origem dos comportamentos humanos. Para dar conta do mistério do que seja a vida, algumas teorias surgiram ao longo do desenvolvimento do pensamento no intento de nomeá-la.

A velhice é uma fase natural da vida, compondo o ciclo vital: nascer, crescer, envelhecer e morrer. O único modo de não ficar velho é morrer antes. Existem várias maneiras de vivenciar o envelhecimento e a velhice, segundo circunstâncias de natureza biológica, psicológica, social, econômica, histórica e cultural. Como bem aponta Massi (2019, p. 13):

> Envelhecer é viver e remete cada vivente humano a um percurso que o conduz, ininterruptamente, por um processo marcado por potência e fragilidade; perdas, aquisições e também, trocas. São essas trocas dialógicas, próprias do reino da linguagem, que permitem (proble)matizar, nas relações intersubjetivas, a velhice.

Os traçados a seguir visam localizar discursos a respeito do envelhecimento populacional e apontar medidas criativas de promoção de velhices que valham a pena ser vividas. As teorias do envelhecimento humano perpassam discursos sobre o corpo orgânico e biológico e a dimensão social e psicológica dos idosos.

1.1.1 As teorias do envelhecimento humano: possibilidades do Ser

Nascimento (2020) relata que a senescência tem sido foco de pesquisadores desde o século XIX, tendo sido elaboradas várias teorias para explicar o processo do envelhecimento humano. Grupos e subgrupos de explicações e abordagens teóricas ante ainda o desconhecimento e a amplitude que caracterizam o tema são elencados por esse estudioso que foca o envelhecimento do corpo biológico.

Ele cita as teorias evolucionárias modernas, as programadas, as de danos e as combinadas, perante um cenário em que, apesar dos avanços da ciência e do grande número de teorias criadas ao longo dos anos, ainda não existe um entendimento definitivo sobre o processo de envelhecimento em nível evolutivo.

Teorias evolutivas estão ligadas à teoria de seleção natural das espécies desenvolvida pelo naturalista inglês Charles Darwin (1809-1882), de acordo com o qual, comparativamente, os organismos mais bem adaptados ao meio apresentam maior chance de sobrevivência do que aqueles menos adaptados. Para o estudioso, esse fenômeno seria determinante à perpetuação das espécies (Nascimento, 2020).

As **teorias programadas** são aquelas que tomam o que se convencionou chamar de *envelhecimento ativo* ou *adaptado*. A hipótese central delas é que o envelhecimento segue um cronograma biológico influenciado por fatores de ordem interna, porém passível de sofrer alterações em razão dos elementos externos. Essas teorias sustentam que as reações químicas que atuam no processo de envelhecimento podem ser retardadas ou aceleradas em combinação com aspectos externos, como reeducação alimentar, exercícios físicos e poluição ambiental.

Já as **teorias dos danos** consideram os prejuízos cumulativos sofridos pelo organismo como causa do envelhecimento. Com o aumento da idade, alterações genéticas afetam os sistemas envolvidos nas respostas de manutenção, reparo e defesa do organismo, gerando um conjunto de deteriorações progressivas nos órgãos, seguido de déficit do desempenho de funções vitais essenciais à vida. A principal área de ação dessas teorias consiste em explicar o envelhecimento com base nos processos fisiológicos, que abrangem o estresse oxidativo, a sinalização imunológica, o metabolismo da insulina e a restrição calórica, além de princípios neuroendocrinológicos.

Por sua vez, as **teorias combinadas** tratam do processo do envelhecimento em forma de rede. Segundo Nascimento (2020), estas consideram algumas hipóteses, entre as quais está a de que ele seja regulado por ciclos e *feedbacks*, advindos da organização biológica do organismo. Assim, essas teorias apresentam quatro postulados:

i. o envelhecimento é um fenômeno universal, que ocorre com todos os indivíduos da mesma espécie, apresentando-se, todavia, em diferentes níveis;

ii. o envelhecimento sobrevém de fatores endógenos, não dependendo de fatores extrínsecos;

iii. o envelhecimento é progressivo, manifestando-se ao longo da vida útil do indivíduo; e

iv. o envelhecimento é basicamente prejudicial, logo seus fatores associados não oferecem vantagens ao indivíduo. (Nascimento, 2020, p. 167)

As teorias do envelhecimento humano circulam em discursos relativos aos aspectos biológicos, sociais e psicológicos. Nascimento (2020) é um educador físico e seu olhar privilegia o envelhecimento biológico. Como exemplo, assinala em sua tese que o envelhecimento sobrevém do encurtamento dos telômeros, envelhecimento das mitocôndrias, acúmulo de mutações e atrofia apoptótica dos tecidos somáticos e reprodutivos.

Nessa teia discursiva que privilegia o biológico, o autor expõe posicionamentos de teóricos que propõem a divisão das teorias do envelhecimento humano em dois grupos:

1. **Teorias programadas**: Funcionam como relógios biológicos que regulam os processos de crescimento, maturidade, senescência e morte.

2. **Teorias estocásticas**: Buscam identificar os agentes que causam agravamentos na saúde, relacionados aos danos celulares e moleculares (Nascimento, 2020).

Sendo o envelhecimento multifacetado, determinado por fatores genéticos e ambientais, torna-se difícil estipular marcadores que precisem o momento de envelhecimento de cada corpo singular. Desse modo, "é difícil criar uma teoria unificada, capaz de associar todas as peças do quebra-cabeça responsável pelo envelhecimento humano" (Nascimento, 2020, p. 162). Todavia, apesar de as teorias do envelhecimento não serem unânimes e apresentarem diferenças entre si, portam saberes que são complementares.

Esse educador físico conclui que "o envelhecimento é responsável pelo declínio progressivo da função física, cognitiva e reprodutiva humana, aumentando, por conseguinte, a morbimortalidade" (Nascimento, 2020, p. 167). Finaliza o autor com a afirmação de que esse processo sofre influência tanto de fatores genéticos quanto de fatores ambientais.

É unânime entre os pesquisadores do envelhecimento a posição de que o desenvolvimento humano é complexo e multifatorial. Isso porque envelhecemos como vivemos. As teorias do envelhecimento perpassam discursos sobre o corpo orgânico e biológico e sobre a dimensão social e psicológica dos idosos. Pode-se dizer que o homem é biopsicossocial e espiritual. Com relação à dimensão espiritual do envelhecimento, a noção de transcendência é a que pode ser mais bem aplicada. Médicos paliativistas, como Arantes (2019) e Gawande (2015), que assistem a mortes de pessoas idosas, constatam que aqueles que acreditam em algo para além da matéria e do corpo orgânico fazem vivências de mortes mais apaziguadas com suas histórias de vida.

Muitas teorias interagem de forma complexa. O entendimento da pluralidade na produção do conhecimento pode ajudar a promover processos de envelhecimento bem-sucedidos e velhices que valham a pena ser vividas.

1.1.2 As teorias biológicas do envelhecimento humano: também somos corpo

A respeito das teorias biológicas do envelhecimento, Debert (2004), ao discorrer sobre os cuidados destinados ao corpo biológico pela medicina contemporânea, observa que essa tendência não é recente. A autora refere que os primeiros estudos acerca do envelhecimento, a partir da metade do século XX, pertenciam ao campo médico e tratavam o envelhecimento orgânico como desgaste fisiológico; o aspecto emocional não era considerado.

A abordagem biologizante nasceu no interior das ciências naturais, que têm como pressuposto primordial a irredutibilidade da vida. Partindo dessa visão, podemos atribuir ao modelo médico tradicional a preocupação com o físico do idoso, com o prolongamento dos anos de vida. Percebe-se que, para a maioria dos profissionais da área médica, há uma relação muito direta entre velhice e doença.

O envelhecimento é definido coincidentemente como uma doença progressiva e causadora de múltiplas modificações fisiológicas. Assim, associa-se velhice a doença, e essa é a marca da geriatria desde o século XX até os dias atuais. Soares (2020) aponta que a velhice e a doença estariam inseparavelmente interligadas, se não fossem sinônimas. Assim sendo, o desgaste biológico aproximava a velhice da doença, razão por que a prevenção da doença se tornava a prevenção da velhice.

As perdas biológicas que ocorrem ao longo do processo de envelhecimento dizem respeito à senescência, que corresponde a desgastes físicos ocasionados pela passagem do tempo. Exemplos de marcas senis são os cabelos, que perdem a pigmentação natural e embranquecem; a visão, que vai se perdendo, requerendo o uso de lentes suplementares; a pele, que vai perdendo a elasticidade e o colágeno e se torna flácida; as rugas, que dão notícias de que o sujeito se encontra em um tempo lá adiante na vida; a motricidade, que pode se tornar mais lenta, afetando os ritmos do andar e do caminhar; e a audição, que pode sofrer consideráveis reduções.

Todavia, essas perdas senis inerentes ao envelhecimento se atrelam ao processo de senescência, que difere de senilidade. Esta última tem a ver com as doenças que podem ou não surgir com a velhice, como diabetes, hipertensão arterial, alterações cardíacas, osteoporose etc., advindas de variações biológicas sofridas pelos órgãos vitais com o passar dos anos.

Um dos mitos mais populares sobre o envelhecimento é igualá-lo a uma doença. As doenças que tendem a aparecer com o avançar da idade estão associadas a predisposições genéticas e a fatores comportamentais, como alimentação inadequada, obesidade, sedentarismo, sobrecarga emocional, consumo excessivo de álcool, tabagismo e uso descontrolado de drogas lícitas e ilícitas. Contudo, Lopes (2000) sustenta que a velhice não deve ser confundida com doença. Para essa psicanalista, o envelhecimento é uma passagem psíquica, e uma velhice saudável não deve ser privilégio de alguns, mas direito de todos.

A velhice precisa ser desatrelada da noção de doença, no sentido de que "ser velho" não pode ser sinônimo de "ser doente". Embora muitas doenças acometam essa população, velhice vinculada a doença como algo pressuposto apenas estigmatiza os idosos perante os outros e si mesmos. A noção de doença é bem mais complexa e deve levar em conta muitos outros fatores além do biológico.

1.1.3 As teorias psicológicas do envelhecimento humano: temos um psiquismo e uma subjetividade

Se, de um lado, existe uma dinâmica biológica do envelhecimento da qual ninguém pode se livrar, de outro, a maioria dos problemas vem da dificuldade dos idosos em aceitarem os limites da idade: o envelhecimento psíquico não se relaciona apenas com a idade cronológica.

Biaggio (2005) teoriza que o envelhecimento em si não é uma variável psicológica; a idade pouco diz acerca da condição psíquica de um sujeito. Impossível é categorizar e classificar comportamentos pautados em dada idade cronológica, pois é difícil igualar os processos de envelhecimento e de amadurecimento das pessoas, uma vez que cada qual tem seu ritmo e passo. Seria como dizer: "Isso é coisa de velho! Sabe como é, né? As mulheres de 80 anos são assim!".

Como exemplo de que as velhices são heterogêneas, uma mulher de 80 anos, branca, europeia, com elevado nível de escolaridade e trabalho intelectual, que sofreu traumas psíquicos como os efeitos do pós-guerra, tem acesso a tratamentos de saúde possivelmente apresenta um processo de envelhecimento diferenciado de uma mulher negra, moradora de comunidade no Brasil, que trabalhou desde idade precoce, com baixo de nível de escolaridade e poder aquisitivo que limita o acesso a serviços de saúde.

Tais marcas culturais, sociais e psicológicas incidem diretamente nas condições psíquicas e subjetivas de envelhecimento dessas duas idosas, pois a humanização é forjada em diferentes caldos semióticos. Somos fruto da cultura, de seus valores, suas crenças e suas ideologias, que cravam em nossas mentes e direcionam os modos como vivemos e envelhecemos.

Comumente inferem-se determinados traços como sendo de velhos: gagá, teimoso, esquecido, frágil, rabugento, inflexível e careta. No entanto, há pessoas jovens com características de rigidez e inflexibilidade que são comumente associadas à velhice, assim como existem idosos com mente aberta e flexível. A velhice não constitui uma propriedade substancial que os indivíduos adquirem com o avanço do tempo biológico. Nesse sentido, um velho rabugento provavelmente foi um jovem chato, pois envelhece-se com as características comportamentais e de personalidade de como se viveu em tempos anteriores à velhice; a menos que se queira entrar em contato com os próprios conteúdos subjetivos e com eles negociar para que se possa viver velhices mais satisfatórias e prazerosas. A psicoterapia é um excelente recurso para o idoso trabalhar as emoções e os afetos de uma vida.

Assim como as velhices são heterogêneas, as teorias para concebê-las são plurais. Biaggio (2005) nos auxilia na compreensão dessas diversas teorias – cognitivas, psicodinâmicas e psicossociais – do desenvolvimento humano. Essa psicóloga desenvolvimentista menciona as principais teorias na psicologia do desenvolvimento, a saber:

- teoria de desenvolvimento intelectual de Piaget;
- teoria psicanalítica;
- teoria de aprendizagem social.

As teorias psicológicas do envelhecimento se ocupam em descrever as mudanças na subjetividade e no psiquismo decorrentes do processo de "envelhe-SER". Idosos podem amadurecer ante o processo do envelhecimento, aprender com as vivências e transformar perdas e ganhos em experiências que valham a pena ser ressignificadas e transmitidas às gerações futuras com sabedoria e afetividade.

Existem idosos que transformam as perdas de uma vida – por exemplo, o corpo da juventude, os amores, o trabalho, os pares, os amigos, enfim, os lutos – em novos sentidos. Imprimem tons outros a suas velhices, sabores inusitados, melodias criativas que embalam os (des)compassos que uma vida que foi longe no tempo deixou como marcas.

1.1.4 Aspectos inconscientes na construção da identidade do idoso

Mucida (2006), uma psicanalista que se debruça sobre a dimensão inconsciente da velhice, sustenta que o sujeito não envelhece. Tal frescor, em sua defesa teórica, advém da noção de que o sujeito do inconsciente é atemporal. O psiquismo debate-se em assimilar a idade cronológica que tem.

É recorrente na fala dos idosos e da sociedade como um todo que se fica velho e nem se percebe. Você já ouviu idosos dizendo que não se sentem com a idade que têm? Tal enunciado é decorrente do fato de que o psiquismo não tem idade. O sujeito do inconsciente não sabe a idade que tem.

Gabriel García Márquez (2005), em seu livro *Memória de minhas putas tristes*, diz que por dentro ninguém sente que ficou velho, mas que por fora todo mundo vê. Não é incomum o susto de se perceber velho quando o lugar no ônibus é cedido ou quando se é chamado de "senhor" ou "senhora" e ainda dizer sentir-se com o corpo e a alma da juventude.

A pergunta que se impõe é: Afinal, de onde vem a velhice? Seria do olhar do outro que identifica as marcas de desgastes de um corpo biológico advindas com a passagem do tempo? Como diz Beauvoir (2018, p. 7): "Velhice, isso não existe!". No sentido de a velhice vir do olhar do outro, vale lembrar a narrativa do escritor Rubem Alves, que relatou estar no metrô quando uma moça insistentemente o encarou. Diz ter cogitado que ela estaria interessada nele. Eis que de súbito, e para sua surpresa, a jovem moça se levantou do banco e cedeu lugar para ele se sentar. Para o cronista, a moça estava flertando com ele; já pela lente dos valores sociais do que seja um idoso em dada cultura, ele era um senhorzinho que necessitava de assento preferencial.

O enfoque psicanalítico sinaliza que os perigos que ameaçam os idosos provêm do mundo externo e do interno, introjetados pelos discursos de determinada sociedade na qual o termo *velho* é rejeitado, pois se insere numa cultura que valoriza o novo, na qual o significante *velho* denota finitude, doença e mortalidade.

O inconsciente nada quer saber sobre a finitude e o limite, e a velhice remete ao limite e ao fim da vida, pois após ela vem a morte. O psicanalista Manoel Tosta Berlinck (2000) lança mão do conceito de *envelhescência* para nomear as operações psíquicas subjetivas na velhice.

1.1.5 Envelhescência e envelhecimento

Berlinck (2000) tematiza duas formas de olhar para o processo de envelhecer ante a recente ideia de um ato de subjetivação que venha transformar a velhice em uma experiência criativa de envelhescência.

Envelhescência

O termo *envelhescência* designa uma velhice na qual o sujeito passa por um processo de reconhecimento de si mesmo em um corpo que envelheceu e que perdeu possibilidades e aceita novas posições libidinais, a saber, outros modos de obter satisfação e prazeres nessa fase avançada da vida.

Essa palavra é um neologismo criado para definir, em semelhança à adolescência, as crises vivenciadas no processo de envelhecer, como as modificações evidentes no corpo. Assim como o adolescente estranha as transformações que ocorrem em seu corpo – como a mudança no timbre da voz nos meninos, o crescimento dos seios nas meninas e dos pelos pubianos em ambos –, o idoso se choca com as marcas dos desgastes corporais, como rugas, cabelos brancos, pele flácida, diminuição da visão e da audição, perda dos dentes, marcha mais lenta, fraqueza das pernas, entre outras.

A inovação do trabalho de Soares (2020) imprimirá ao termo *envelhescência* a capacidade psíquica do sujeito de elaborar e viver o envelhecimento e a velhice com sentidos e significados. Esse processo assim nomeado surge como possibilidade de um apaziguamento relacionado aos desgastes no corpo físico, em supremacia aos valores simbólicos que podem ser adquiridos com o envelhecer. A maturidade pode ser um ganho na operação psíquica da envelhescência em detrimento das perdas biológicas.

Isso porque existem projetos, planos e afetos que só podem ser realizados na velhice. Antes desse tempo, o sujeito se ocupou com o trabalho a fim de criar os filhos e sustentar a família. Agora, nesse período avançado da vida, dispõe de tempo livre e de recursos, nos melhores casos, e com isso pode pensar em si e na satisfação de desejos adiados.

> **Luz, câmera, reflexão!**
>
> Quer saber mais sobre envelhescência e conhecer alguns exemplos? Recomendamos o documentário de Gabríel Martinez, *Envelhescência*, o qual narra a história de sete idosos que escolheram imprimir novas cores e sentidos a suas velhices.
>
> ENVELHESCÊNCIA. Direção: Gabriel Martinez. Brasil: Lado B Filmes, 2015. 84 min.
>
> Em outro documentário, também intitulado *Envelhescência*, exibido pela TV Cultura em 2017, é trabalhada a perspectiva de que a morte não está atrelada à velhice, pois não se morre só quando velho, ou que não é preciso ficar velho para morrer. A morte pode vir de outros lugares que não da velhice.
>
> TERRADOIS. Envelhescência. **YouTube**, 1º nov. 2017. Disponível em: <https://www.youtube.com/watch?v=mkdO4ZdBc0U>. Acesso em: 5 jul. 2022.

Envelhecimento

O sujeito nega a passagem do tempo e volta seus investimentos para atividades jovens ou para tentativas de manter um corpo que possa viver dessa maneira. É o famoso "Tio da Sukita" do comercial de televisão nos anos de 1990: um homem entre 40 e 50 anos em um elevador "dá em cima" de uma jovenzinha que entra ali, quando, para a sua surpresa e decepção, ela o chama de "tio" e pede que aperte determinado andar. No psiquismo e na subjetividade desse "tio" do elevador, as marcas de desgastes físicos vistas pela jovenzinha em sua aparência possivelmente não estavam evidentes para ele.

É comum os idosos associarem envelhecimento a inutilidade, como os objetos que, quando estão velhos, são descartados. Culpa-se a quem envelheceu e escolheu escancarar as marcas da velhice aos olhos da sociedade, a qual enxergará o futuro pela lente dos corpos velhos circulantes. Contudo, só não chega à velhice quem morreu antes, e há muitos que assim o desejam pelo pavor de ver seu corpo decrépito e consumido pela passagem do tempo e que dá notícias do fim. Entretanto, não é porque acabará que os últimos tempos de vida necessariamente serão sem qualidade e doentios; eles podem ser vividos com realizações adiadas de fases anteriores no ciclo vital. Com a elaboração e a ressignificação de perdas, pode-se construir uma nova realidade.

Reconhecer-se em um corpo velho e com ele fazer as pazes se constitui em uma operação psíquica importante para ter saúde mental nos tempos da velhice, nomeada *envelhescência*. As teorias psicológicas do envelhecimento, cada uma com enfoque em uma dimensão do "envelhe-SER", visam apreender e promover velhices dignas e eficientes, com qualidade de vida subjetiva para que idosos vivam com projetos e afetos.

1.1.6 Teorias sociais do envelhecimento: somos seres sociais

Para avaliar a qualidade de vida na velhice, é necessário adotar critérios de natureza biológica, psicológica e socioestrutural. No que diz respeito aos determinantes sociais, os recursos financeiros possibilitam o acesso à saúde e ao lazer e ajudam os idosos a compensar as perdas da velhice, como a aposentadoria e o afastamento do mundo do trabalho, a viuvez, as doenças que porventura venham a surgir, o distanciamento social de familiares e a morte dos pares.

No início da década de 1990, o Grupo de Qualidade de Vida da Organização Mundial da Saúde (Grupo WHOQOL, do inglês, World Health Organization Quality of Life) desenvolveu um instrumento para medir a qualidade de vida, que definiu a percepção que o sujeito tem de sua posição na vida. Qualidade de vida é composta de valores não materiais, como amor, liberdade, realização pessoal e felicidade – conteúdos de trabalho das teorias psicológicas.

Trentini (2004) observou que os idosos pertencentes aos níveis sociais mais baixos apresentam piores índices de qualidade de vida, que afetam o bem-estar subjetivo. A aposentadoria e a falta de recursos econômicos se mostraram significativamente associadas a tal condição.

A aposentadoria, a família e os relacionamentos interpessoais constituem pilares dos impactos sociais no envelhecimento. Isso porque o trabalho identifica o sujeito. É comum nos apresentarmos como "Eu sou o fulano de tal, gerente daquele lugar". No dia seguinte à aposentadoria, não é incomum idosos se deprimirem, manifestarem doenças psicossomáticas, AVCs e até morrerem, pois não conseguem se desconectar do mundo do trabalho e da identidade que este lhes auferia.

Ao conquistar espaços sociais, o idoso conscientiza a sociedade para o envelhecimento como continuação e consequência de um modo de vida anterior ao que viveu até chegar ali. Nesse cenário, programas que valorizam a capacidade criadora são fundamentais, já que reafirmam a autoestima e incentivam o autocuidado. Os grupos são um exemplo desses programas que reconhecem tal capacidade e promovem processos de envelhecimento dotados de sentido. Celebrone (2019) qualifica grupos com idosos como lugar de tirar da solidão, de promover vínculos significativos e interações entre pares por meio de conversas e trocas afetivas e efetivas.

Em grupos, idosos elevam a autoestima, diminuem a depressão, sentem-se integrados, fazem novas amizades, socializam-se e se fortalecem. O grupo é um lugar de narrar e (re)significar os sentidos ideológicos decalcados nos idosos acerca do que seja envelhecer em dada cultura e sociedade.

O velho como um ser descartável é uma das crenças mais comuns em nossa sociedade. Em geral, o imaginário social sobre a pessoa idosa apresenta uma visão negativa do envelhecimento, mantendo e reproduzindo a ideia de que a pessoa vale o quanto produz e o quanto ganha. Dessa forma, fora do mercado de trabalho e vivendo com parca aposentadoria ou em dependência financeira dos filhos ou do Estado, os velhos seriam peso morto e inútil. O pior desse tipo de mito é que os idosos costumam internalizá-lo, tornando-se menores e menos potentes do que poderiam ser. A ideologia do descarte é típica e muito relevante na sociedade ocidental e capitalista, em que o significante *velho* remete ao que está pronto para ser jogado no lixo.

Isso explica a atitude de negação das marcas da velhice no corpo em uma sociedade envelhescente que rejeita o fim da vida e suas insígnias, induzindo à busca por parecer mais jovem, como se tudo o que fosse bom e prazeroso estivesse localizado nos tempos de juventude do sujeito. Será que a juventude é a melhor etapa do ciclo vital, carregada de todas as incertezas, inseguranças e imaturidades das fases precoces do desenvolvimento humano?

Com o fito de nomear a negação da velhice e de suas marcas, foi cunhado o termo *ageísmo* (ou *idadismo, etarismo*), definido por Goldani (2010) como parte do sistema de preconceito e discriminação por idade. No Brasil, deve ser visto como processo das múltiplas formas de discriminação sofridas pelos sujeitos com idade avançada no tempo.

Ageísmo se refere às atitudes que os sujeitos têm frequentemente com os demais em razão da idade. Um exemplo clássico de discriminação por idade é o empreendedor que decide contratar, promover, retreinar ou aposentar um funcionário com base somente nesse critério.

Mirian Goldenberg (2020), em *Lições de amor na pandemia: a luta contra a velhofobia*, na TEDX São Paulo *on-line*, fala sobre a velhofobia que observou nos tempos de pandemia vividos no Brasil. Ela ressalta esse comportamento nos discursos que minimizam a importância de cuidar da saúde dos velhos, como se eles já estivessem prontos para morrer. Além disso, declara que são os nonagenários que a ajudaram a manter a saúde mental nesses tempos de incertezas, lutos e dores emocionais, pois com eles estabeleceu relações de cuidados mútuos, amor e criatividade.

1.2 Fases do desenvolvimento humano

Como envelhecemos?

Em meio a tudo o que precisamos perder para ganhar ao longo de uma vida, estão as trocas em cada fase do desenvolvimento humano, que, segundo a pediatra e psicanalista Françoise Dolto (1999), são: fases oral, anal, fálica, período de latência, adolescência e vida adulta.

Na fase oral, o mundo é conhecido pela boca. É quando nos alimentamos no seio da mãe, depois na mamadeira, passamos para o copinho e, posteriormente, os alimentos sólidos nos são apresentados. Essas transições implicam perdas e abandonos que costumam acarretar marcas em nosso psiquismo relacionadas ao luto. Necessário se faz perder para ganhar, amadurecer e se (des)envolver. Fixações ocorrem nessa fase, como tabagismo, alcoolismo, disfunções alimentares, verborragia; esses são resquícios de como nos relacionamos com quem nos forneceu (des)amor, carinho e (des)proteção por meio dos alimentos.

A boca é um dos primeiros canais pelos quais nos conectamos ao outro. A depender de quão (in)satisfatórias foram essas relações que tivemos logo no início da vida com quem nos alimentou, arrastaremos marcas emocionais e afetivas por toda a nossa existência.

Quando os alimentos sólidos são introduzidos, as fezes mudam de cheiro e forma. Sendo assim, à mãe ou a quem se ocupa da higiene do bebê se demanda o abandono das fraldas e o uso do penico. Esse momento do ciclo de vida corresponde ao controle dos esfíncteres e à fase anal do desenvolvimento psicossexual.

É quando se requer da criança que amadureça, que crie autonomia para fazer as necessidades fisiológicas de urinar e defecar não mais utilizando a fralda. Agora é ela quem controla o que oferece ao outro como "presente", ou seja, seus excrementos.

Dessa fase anal do desenvolvimento provêm marcas como o controle do que se dá para o outro, representado na avareza ou no perdularismo. Prisão de ventre e sintomatologias do aparelho digestório e intestinais se relacionam aos modos como se seguraram ou se esbanjaram as fezes desejadas por quem nos cuidou no momento do abandono das fraldas. A forma como se lida com o dinheiro está intimamente relacionada a essa fase, de acordo com a teoria psicossexual do desenvolvimento humano.

Após ser apartada do seio e das fraldas, segundo Freud (1989) e Dolto (1999), a criança descobre a diferença anatômica entre os sexos. Essa constatação coincide com a entrada no complexo de Édipo, ou seja, quando se percebe menino ou menina. É nessa fase fálica que acontece a identificação sexual do sujeito. Os psicanalistas atribuem grandes conflitos psíquicos a essas constatações, momento em que a sexualidade é orientada para algum dos sexos.

Não é incomum pessoas de idade avançada evidenciarem uma homossexualidade que foi escondida ou negada ao longo da juventude. Homens que já foram casados com mulheres e tiveram filhos assumem um relacionamento homoafetivo nos tempos maduros do ciclo vital. O mesmo comportamento pode ser observado em mulheres nos consultórios de psicologia e psicanálise: após longos relacionamentos heterossexuais, passam a viver com alguém do mesmo sexo.

Luz, câmera, reflexão!

Como ilustração de assumir a vivência de outra orientação sexual apenas no momento da velhice, recomendamos a série da Netflix *Grace and Frankie*.

GRACE and Frankie. Direção: Tate Taylor e Scott Winant. EUA: Netflix, 2015. Série.

O período de latência corresponde à idade de 6-7 anos, em que, após descobrir-se sexual, a criança não pode viver em nível genital. Sendo assim, adia a experiência do sexo e canaliza e direciona sua libido para atividades em grupos, como jogos e brincadeiras em que a pulsão sexual é sublimada.

Já na adolescência, de acordo com Blos (1985), ocorre uma crise de identidade, pois nesse momento não se é mais criança, mas também não se é adulto. As mudanças no corpo causam estranhamento. É por conta dos conflitos experienciados nessa fase do desenvolvimento humano que se forjou, em analogia, o termo *envelhescência*, o qual se refere às mudanças no corpo velho que, em semelhança aos tempos da adolescência, soam estranhas.

Na adolescência, aparecem as espinhas no rosto, surgem os pelos, despontam os seios, a voz passa por transformações em sua entonação etc. O adolescente, então, não se reconhece em seu novo corpo. Na envelhescência, novamente esse corpo sofre abruptas transformações. A pele perde o viço, a visão e a audição passam por consideráveis alterações e a motricidade fica mais limitada, com o enfraquecimento dos músculos e o desgaste dos ossos. Consideráveis lutos são experienciados tanto em uma quanto em outra fase do ciclo vital.

Na vida adulta, compilam-se todas as vivências e experiências dos ciclos anteriores. A essa altura do desenvolvimento humano, é esperado do sujeito a tomada de importantes decisões, como a escolha de um parceiro afetivo e sexual, de uma profissão, a vivência da maternidade e da paternidade etc.

1.3 Fases do envelhecimento humano

Alegrias ou desesperança?

Foi Erik Erikson quem descreveu o desenvolvimento até a vida adulta. Esse psicanalista alemão (1902-1944) teorizou as fases do ciclo de vida do ser humano até os tempos da velhice, ressaltando a influência do social no desenvolvimento do psiquismo. Ele chamou essa teoria do desenvolvimento de *oito idades do homem*, a saber:

1. **Confiança *versus* desconfiança (fase oral):** A criança adquire confiança no meio em que está inserida mediante a relação com seus cuidadores, geralmente figura representada pela mãe. Por contraste, quando não tem as necessidades básicas atendidas, ela é propensa a desenvolver um comportamento de insegurança.
2. **Autonomia *versus* vergonha e dúvida (fase anal):** Infância inicial – desenvolvimento da liberdade de escolha; controle sobre o próprio corpo – vontade/domínio.
3. **Iniciativa *versus* culpa (fase genital):** Idade do brinquedo; atividades orientadas à meta; autoafirmação; propósito.
4. **Trabalho *versus* inferioridade (latência):** Aquisição de repertórios escolares e sociais básicos exigidos pela cultura – competência.
5. **Identidade *versus* confusão de identidade (adolescência):** Adolescência – subordinação a um projeto de vida, senso de identidade; capacidade crítica; aquisição de novos valores – fidelidade.
6. **Intimidade *versus* isolamento (vida adulta):** Desenvolvimento de relações amorosas estáveis que implicam conhecimento, respeito, responsabilidade e doação; capacidade de revelar-se sem medo de perda da identidade – amor.
7. **Generatividade *versus* estagnação (maturidade):** Geração de filhos, ideias e valores; transmissão de conhecimentos e valores à geração seguinte – cuidado.
8. **Integridade *versus* desespero (velhice):** Integração dos temas anteriores do desenvolvimento; autoaceitação; formação de um ponto de vista sobre a morte; preocupação com deixar um legado espiritual e cultural – sabedoria (Erikson, 1998).

Essas fases do processo do envelhecimento humano psicossocialmente teorizadas aludem ao percurso do desenvolvimento do psiquismo e da subjetividade. O objetivo é que se chegue às etapas mais avançadas da vida, preferencialmente com satisfação e contentamento pelas escolhas feitas nas anteriores.

Na *oitava idade*, nome dado por Erikson (1998) à última etapa no ciclo vital, duas são as opções do que fazer com os saldos positivos e negativos de uma longa pregressa existência: (1) o idoso integra suas experiências em saldos positivos e, com isso, se apazigua com seu passado; ou (2) se frustra e se deprime com as consequências de seus plantios e colheitas. São as notas promissórias assinadas durante toda a vida que exigem quitação com juros e correções monetárias emocionais nesse momento na idade avançada.

O desespero sinaliza revoltas e mágoas pelo que não foi realizado ou insatisfação com as consequências de suas ações nas outras fases do ciclo de vida. Tais sentimentos tóxicos podem causar doenças e somatizações, como as demências e as depressões. Sim, pois por detrás do Alzheimer há um sujeito que sofreu dores e perdas emocionais que não conseguiu reparar e simbolizar; por isso, é necessário fazer os lutos necessários das perdas de uma vida.

Para saber mais

Sobre a influência do psiquismo e da subjetividade na formação das demências, uma boa dica é a obra indicada a seguir:

GOLDFARB, D. C. **Demências**: clínica psicanalítica. São Paulo: Casa do Psicólogo, 2014.

Na senescência, que é o processo natural do envelhecimento, a síntese entre o passado e o presente pode levar à integridade ou ao desespero de uma vida. Esse fato convoca a urgência da preparação de profissionais capacitados a escutarem as velhices e lhes propiciarem oportunidades de (re)significações subjetivas de uma existência.

1.4 Processos do desenvolvimento e subjetividade

O que nos emociona?

A velhice transcende um corpo biológico e orgânico. Deste, a medicina tem se ocupado, logrando ampliar a longevidade da população. Todavia, por se constituir como um ser biopsicossocial e espiritual, o homem requer que todas essas dimensões sejam contempladas; afinal, de que adianta acrescentar anos à vida sem que esta seja preenchida de propósitos, sonhos, projetos e afetos?

O grande desafio colocado aos profissionais que pesquisam o envelhecimento humano e se ocupam de velhos é o que fazer com esses anos a mais proporcionados pelos avanços nas pesquisas biomédicas. Há que se acrescentar vida aos anos, e não somente anos à vida. Isso porque, além da sobrevivência física e do aumento cronológico dos anos, é preciso que a sociedade garanta saúde para o organismo e para o psiquismo dos idosos.

Conforme explicitado por Roudinesco (2000), no cenário social atual, é o corpo biológico que está em cena, daí as dores da alma ou psíquicas serem tratadas com medicamentos. Essa autora não contesta a utilidade deles nem desdenha o conforto que proporcionam; no entanto, sinaliza que são incapazes de curar o homem de seus sofrimentos psíquicos. Isso porque tais sofrimentos remetem à subjetividade, algo que não pode ser confundido com uma secreção química. Os fármacos atendem às mazelas físicas, mas não curam o psiquismo e, consequentemente, as questões subjetivas.

Como *subjetividade*, compreende-se o que não pode ser investigado nos laboratórios de anatomia, pois é da ordem da linguagem como atividade constitutiva do sujeito. Ela se refere à alegria na vida, ao amor, à amizade, a bons relacionamentos sociais com a família e os amigos, à atividade intelectual, à generosidade e à solidariedade; diz respeito aos afetos humanos, muito bem abordados pela arte, pela literatura, pela poesia, pela linguagem. *Subjetivo*, por sua vez, é um termo associado aos afetos e ao que emociona o ser humano.

1.5 Relações entre psicologia e gerontologia

Interdisciplinaridade: o que ela tem a nos ensinar?

Os conceitos de gerontologia e psicogerontologia foram formulados no afã de ajudar a população em geral a entender o fenômeno social do envelhecimento, que está se tornando proeminente no Brasil em passos galopantes. Esses campos do conhecimento objetivam socializar estudos sobre o impacto das condições sociais e culturais no envelhecimento populacional e as consequências desse processo na perspectiva das ciências humanas, sociais e da saúde.

A palavra *gerontologia* deriva dos termos *gera* e *géron*, que designam o envelhecer na sociedade grega e que naquele cenário assumiram a conotação de idade e de honra. O líder da pólis dispunha de um conselho de anciãos, e na Grécia Antiga à figura do ancião eram atribuídas sabedoria e autoridade.

No Brasil, a atividade gerontológica teve origem no Serviço Social do Comércio (Sesc) na década de 1970. À época, os psicólogos que trabalhavam nessa área o faziam sob um referencial médico, eram assistentes dos médicos na atenção a pacientes portadores de alguma patologia. A única associação que reunia psicólogos e outros profissionais interessados em gerontologia, como assistentes sociais, terapeutas ocupacionais, fisioterapeutas etc. era a Sociedade Brasileira de Geriatria e Gerontologia (SBGG).

A entrada da gerontologia no meio acadêmico se deu quando, entre 1986 e 1988, o Programa de Pós-Graduação da Pontifícia Universidade Católica de São Paulo (PUC-SP) participou de uma investigação das Nações Unidas intitulada *Os anciãos e seus sistemas de apoio*. Esse trabalho foi realizado simultaneamente no Brasil, na Coreia do Sul, no Egito, em Singapura, na Tailândia e no Zimbábue (Côrte; Goldfarb; Lopes, 2009).

Ao término da pesquisa, ao refletirem sobre as demandas ali suscitadas, os responsáveis pela parte de estudo de casos se organizaram e criaram o Núcleo de Estudo e Pesquisa do Envelhecimento (Nepe), que em 1997 originou o Programa de Estudos Pós-Graduados em Gerontologia. Hoje extinto, esse programa foi pioneiro em transformar o tema do envelhecimento em assunto acadêmico.

A partir de 2005, por meio da Coordenadoria Geral de Especialização, Aperfeiçoamento e Extensão (Cogeae) da PUC-SP, o Programa de Gerontologia passou a oferecer o curso de extensão "Psicogerontologia: fundamentos e perspectivas", coordenado pelas pesquisadoras Ruth Gelehrter da Costa, Beltrina Lopes Côrte e Delia Catullo Goldfarb, organizadoras da obra *Psicogerontologia: fundamentos e práticas* (Côrte; Goldfarb; Lopes, 2009).

1.5.1 Do que se ocupa a psicogerontologia?

A seguir, vamos clarificar os termos *psicologia* e *gerontologia*, que formam a palavra *psicogerontologia*. A psicologia é a área da produção do conhecimento científico que se ocupa das questões do psiquismo humano; emoções e sentimentos são objetos de seus estudos. Como ciência que pesquisa o comportamento humano, ela surgiu no final do século XIX. O termo *psicologia* é formado por duas palavras gregas: *psique* (que significa "alma") e *logos* (de "estudo", "ciência"); portanto, refere-se ao estudo da alma.

Os psicólogos, em suas práticas, estudam e manejam os comportamentos humanos. Sentimentos como autoimagem, autoestima, valorização pessoal, segurança, liberdade e autonomia são exemplos de afetos estudados e trabalhados pela psicologia.

A gerontologia, por sua vez, é um campo de saber em construção que trata do processo do envelhecimento e seus efeitos nos indivíduos e na sociedade. Analisa a interface entre as mudanças na sociedade advindas do envelhecimento e os significados que este assume para os idosos. Constitui-se, portanto, no estudo do processo de envelhecimento sob os aspectos biológicos, sociais e psicológicos e se propõe ao atendimento interdisciplinar ao idoso. Por exemplo: um nutricionista pode se especializar em gerontologia ao destinar seus conhecimentos específicos à promoção de uma dieta balanceada na velhice; um arquiteto pode planejar condições de um urbanismo sustentável para o deslocamento dos idosos, como sinaleiros de pedestres sincronizados para a travessia com marcha mais lenta.

São campos de intervenções possíveis da gerontologia:

- saúde pública;
- hospitais;
- atendimento domiciliar;
- operadoras de saúde;
- *home care*;
- clínicas e espaços de convivência para idosos.

Os estudos psicogerontológicos se apresentam como respostas à promoção de qualidade de vida na velhice. Isso porque um posicionamento crítico a respeito da velhice e do envelhecimento precisa levar em conta a articulação entre subjetividade e situações sociais, econômicas e políticas, por se tratar de um fenômeno complexo e multifatorial que demanda estudos interdisciplinares para seu entendimento e compreensão.

1.5.2 Psicogerontologia e linguagem

A psicogerontologia se ocupa do envelhecimento sob uma perspectiva de sujeitos envelhescentes, ou seja, de idosos que ainda acreditem e desenvolvam condições de sonhar, de projetar e de se reconciliar com seu passado, usufruir do presente e se preparar para experiências subjetivas futuras.

É pela linguagem que a psicogerontologia atua e intervém. A linguagem, como o que nos enlaça ao outro, favorece os vínculos e promove relacionamentos interpessoais. Bakhtin (1992), filósofo russo da linguagem, esclarece a função da linguagem na (re)constituição subjetiva do sujeito. Gamburgo (2006), linguista influenciada pela filosofia da linguagem desse filósofo, afirma que trabalhos dialógicos em torno da linguagem nos tempos da velhice contribuem para promover saúde integral e envelhecimento salutar.

Na velhice, os laços com o outro vão se esgarçando, pois as mudanças que os idosos vão vivendo os afastam dos modelos do que é belo e bom em uma sociedade capitalista, que preza por valores como produtividade e beleza.

Como o ser humano é fruto de discursos e de narrativas que orientam como deve ser e o que dele é esperado em dada cultura, na sociedade brasileira as mudanças biológicas inerentes à velhice, como rugas, cabelos brancos, pele flácida, comprometimento do vigor físico, da visão e da audição, assumem significados como decrepitude e exclusão. Quando apenas os aspectos concernentes aos desgastes biológicos e do corpo físico que perde a beleza dos padrões impostos pela cultura são considerados, o idoso deprime-se ante a perda dos ideais do que é belo e aceito pelo outro.

Isso se deve ao fato de que, para além do corpo físico e biológico, o idoso é um sujeito de desejos, de sonhos, de projetos e de afetos que, se forem frustrados, podem resultar em velhices patológicas e sem sabor.

Para saber mais

Para saber mais acerca do papel da psicologia no processo do desenvolvimento humano que culmina na velhice, recomendamos a obra indicada a seguir:

BIAGGIO, A. M. B. **Psicologia do desenvolvimento**. 18. ed. Petrópolis: Vozes, 2005.

Síntese

O Brasil está envelhecendo. Na sociedade envelhescente, conhecer esse processo sob a dimensão física, psicológica e social habilita profissionais interessados em promover velhices que valham a pena ser vividas com sabor, com humor e com muito amor.

O profissional de psicologia é privilegiado na capacitação de compreensão e de trabalho com a população idosa, pois domina a dimensão subjetiva das fases do desenvolvimento humano. É ele quem maneja as emoções do humano e com elas está apto a atuar.

Questões para revisão

1. Qual é a necessidade da criação de medidas e propostas que promovam envelhecimentos bem-sucedidos na dimensão biopsicossocial?

2. Qual é o papel do psicólogo no processo do envelhecimento humano?

3. Socialmente, a velhice costuma ser relacionada a:
    a) inutilidade; doença; descartabilidade; assexualidade; e perda de interesse na vida.
    b) descartabilidade; perda de interesse na vida; saúde; inutilidade; e assexualidade.
    c) desejo sexual; descartabilidade; perda de interesse na vida; inutilidade; e saúde.
    d) saúde; assexualidade; utilidade; perda de interesse na vida; e descartabilidade.
    e) doença; utilidade; assexualidade; perda de interesse na vida; e descartabilidade.

4. São fases do desenvolvimento psicossexual:
   a) oral; anal; fálica; latência; e vida adulta.
   b) confiança *versus* desconfiança; autonomia *versus* vergonha e dúvida; iniciativa *versus* culpa; trabalho *versus* inferioridade; e intimidade *versus* confusão de identidade.
   c) oral, fálica, intimidade *versus* isolamento; identidade *versus* confusão de identidade; e vida adulta.
   d) latência; vida adulta; confiança *versus* desconfiança; autonomia *versus* vergonha e dúvida; e anal.
   e) vergonha e dúvida; latência; anal; fálica; e intimidade *versus* isolamento.

5. Sobre a psicogerontologia, assinale a alternativa correta:
   a) É uma disciplina de fundamental importância para a compreensão dos aspectos subjetivos do processo do envelhecimento e para a criação de belas velhices.
   b) Agrega as principais características e os benefícios das disciplinas da gerontologia e da psicologia.
   c) Campo de conhecimento em pleno desenvolvimento para dar conta dos aspectos psicológicos do processo de envelhecimento humano.
   d) É de extrema relevância que profissionais psi se interessem pela psicogerontologia e com ela trabalhem.
   e) Todas as características anteriores se referem à psicogerontologia.

Questões para reflexão

1. Em uma sociedade em que o número de idosos cresce exponencialmente, é necessário e urgente criar propostas e medidas que promovam envelhecimentos felizes na dimensão biopsicossocial. Comente sobre isso.

2. O psicólogo que se ocupa dos estudos do envelhecimento humano sob a perspectiva biológica, psíquica e social está apto a compreender como se dá o processo do envelhecimento nessas mais variadas facetas. Ele pode promover velhices dignas quando escuta e acolhe idosos com foco em suas subjetividades. Comente sobre isso.

Capítulo 2
Psicogerontologia

Regina Célia Celebrone

Conteúdos do capítulo

- Envelhecimento e ciclos de vida.
- Perspectiva psicossocial nas relações sociais, familiares e intergeracionais.
- Modificações nas relações humanas no ciclo de vida e redução do círculo de contatos.
- Habilidades sociais e o processo do envelhecimento.
- Características do envelhecimento normal e patológico.

Após o estudo deste capítulo, você será capaz de:

1. descrever o processo de envelhecimento nos ciclos de vida;
2. indicar as relações psicossociais, familiares e intergeracionais no envelhecimento;
3. reconhecer as modificações humanas durante o ciclo de vida;
4. apontar as habilidades sociais durante o processo do envelhecimento;
5. comentar sobre o envelhecimento normal e patológico.

Este capítulo se propõe a apresentar a psicogerontologia como a área da produção do conhecimento capaz de fornecer substratos teóricos e inspirações para práticas que promovam qualidade de vida durante a velhice.

2.1 Envelhecimento e ciclos de vida

Como chegamos até a velhice?

É do filósofo Rousseau (1995, p. 16-17) a sábia reflexão acerca do quanto vale a pena ir longe no tempo:

> O homem que mais vive não é aquele que conta maior número de anos e sim o que mais sente a vida. Há quem seja enterrado aos cem anos e que já morrera ao nascer. Teria ganhado em ir para o túmulo na mocidade, se ao menos tivesse vivido até então.

Para prosseguirmos com um diálogo a respeito da psicogerontologia, é preciso contextualizar o envelhecimento na sociedade hipermoderna. Afinal, isso justifica reflexões para promoção de envelhecimentos dotados de sentidos e de qualidade de vida. Assim, nesta seção, explanaremos sobre os ciclos de vida e as particularidades do processo de envelhecimento.

2.1.1 Ciclos de vida

Os ciclos de vida são todas as fases do desenvolvimento humano que atravessamos desde o momento em que nascemos. Eles se configuram como uma oportunidade de desenvolvimento e crescimento pessoal, uma vez que em cada idade predominam certos percalços, crises e desafios. Os limites que se apresentam podem ser superados e ressignificados a cada ano vivido. Willig (2012), em seu trabalho de escuta a idosos longevos, discorre com clareza sobre a questão e oferece importantes esclarecimentos acerca das especificidades de cada ciclo. Todavia, envelhecer não é sinônimo de amadurecer. O avançar da idade não carrega consigo inerentemente o crescimento psíquico, ou seja, não é porque tem mais idade que alguém se torna maduro e sábio emocionalmente.

Há pessoas que se negam a crescer e insistem em permanecer em fases anteriores do ciclo vital. Um nítido exemplo disso é o costume de indicar a idade separando os algarismos com um ponto para suavizá-la (alguém que está completando 66 anos diz 6.6, em vez de pronunciar aquele número). Tais comportamentos são justificados em uma cultura que supervaloriza o novo. Dizer que se tem 66 anos é muito pesado, pois tantos anos vividos denotam que aquele indivíduo está mais próximo da morte, e pouco se deseja o fim. Completar muitos anos é se aproximar da finitude, algo que tentamos escamotear e varrer para debaixo do tapete.

Por outro lado, um motor 6.6 de um carro, como exemplo, é de extrema potência. Quando o inconsciente faz essa produção discursiva na linguagem, no intento de conscientemente suavizar os anos vividos ao colocar um ponto entre os números que representam a idade, a potencializa. Inconscientemente, o sujeito tenta imprimir um tom de leveza ao possível peso que possa significar o tempo que já viveu e, sem se dar conta, seu movimento discursivo enfatiza a idade.

Envelhecemos desde o dia em que nascemos. A cada ano que passa, estamos mais velhos. Seria cada aniversário completado um ano a mais ou a menos ao longo do ciclo vital?

Erik Erikson (1998), proeminente psicanalista social, descreve as principais crises por que o homem passa ao longo do ciclo vital. Os ciclos de vida são oportunidades de desenvolvimento e de crescimento pessoais. Conforme percorremos as oito idades descritas pelo autor (indicadas no Capítulo 1), deixamos para trás nossas marcas mais profundas dos aprendizados vivenciados em cada uma delas. As crenças sobre quem somos e os sentimentos que nutrimos pelos outros, além de autoestima, valorização pessoal, (in)seguranças etc., são construídos ao longo dessas idades.

Como exemplo, ter ou não pais acolhedores na infância, a forma como ocorreu o processo de amamentação e desmame, o afago, as condições emocionais de nossa mãe ou de quem exerceu essa função em nossas vidas, tudo isso deixa marcas que influenciam o modo como ultrapassamos os ciclos de vida e chegamos à velhice.

Somos seres de linguagem e constituídos em relacionamentos interpessoais e inter-recíprocos; a maneira como nossa mãe ou quem a represente nos toma na primeira infância constrói as bases psíquicas sobre as quais se assenta nossa existência. É com a estrutura alicerçada nos primeiros tempos da vida que vivemos as etapas seguintes, e é com essa bagagem emocional e simbólica que enfrentamos os conflitos impostos pelos tempos do "envelhe-SER".

Para saber mais

O filme *O curioso caso de Benjamin Button* e a obra de Oscar Wilde, *O retrato de Dorian Gray*, retratam o desejo da juventude eterna por temermos os efeitos do envelhecimento no corpo e no psiquismo. Vale a pena conferir.

O CURIOSO caso de Benjamin Button. Direção: David Fincher. EUA: Warner Bros. 166 min.

WILDE, O. **O retrato de Dorian Gray**. Tradução de Paul Schiller. São Paulo: Penguin Companhia, 2012.

Inevitável é que se passe pelas fases do ciclo de vida, a não ser que se morra antes. A questão que se coloca aos pesquisadores do envelhecimento é a qualidade que se pode ter nesses tempos de longevidade. As marcas estabelecidas possibilitam ou não enlaçamentos a grupos e a pessoas em dada sociedade.

2.1.2 Discursos sobre o "velho"

Em uma sociedade alicerçada em um modelo neoliberal capitalista no qual o homem é visto como mercadoria ou bem de consumo (Bauman, 2008; Debord, 1997; Lipovetsky; Serroy, 2011), o "ser velho" se insere numa cadeia enunciativa de sentidos associados ao que não tem valor. A qualidade de vida subjetiva guarda relação com valores como autoestima, valoração pessoal, (re)construção de laços interpessoais e sociais, sentimento de pertença e valia.

A velhice costuma ser encarada como um declínio da juventude. O "novo" ocupa um lugar de glória e apreciação em nossa cultura, ao passo que o "velho" está associado aos objetos "prontos para serem jogados no lixo". Tanto é que eufemismos são usados para denominar essa fase da vida – e, assim, termos como *melhor idade* e *terceira idade* são difundidos.

Trata-se de tentativas da cultura de nomear o inominável, por ser da ordem e da dimensão do puro desconhecido – afinal, a velhice vem sem aviso prévio (embora todos saibam que é esse o curso da vida). Os discursos pejorativos concernentes à velhice colam nos idosos, os decalcam e os tatuam, definindo seus sentimentos e sua autoimagem. Dito de outro modo, por não sabermos como seja envelhecer e para darmos conta de todas as perdas inerentes à vida de quem vai muito longe no tempo, criamos palavras com o propósito de explicar o que ocorre nesses desconhecidos e muitas vezes sombrios tempos da existência.

Dizer "terceira idade" já é algo obsoleto, uma vez que a expectativa de vida está estendida, podendo se estender à quarta, quinta, sexta, sétima e oitava idade, conforme descreve Erikson (1998). Igualmente, referir-se aos tempos da velhice como "melhor idade" é um modo de reforçar a ideia de que, preferencialmente, a melhor idade é a que se vive aqui e agora, no momento presente em que cada qual se encontra.

Há um estereótipo do que é ser idoso associado a uma caricatura de bondade, ingenuidade, seres angelicais e assexuados. Contudo, como em qualquer outra faixa etária, existem os velhos queridos, geniais, interessantes e sábios e aqueles maus, egoístas, tiranos e chatos. Não há um velho que ficou chato apenas porque é idoso agora; o que existe é um jovem chato que envelheceu. Isso porque se envelhece com a estrutura psíquica com que se viveu em tempos anteriores à velhice. Com muita sorte e sabedoria, escolhe-se um processo de trabalho com a subjetividade para retificá-la, como uma análise pessoal, por exemplo, a fim de viabilizar recriações subjetivas que deem conta de (re)significar esse novo momento do ciclo vital.

O modo como a sociedade se comporta com seus velhos revela a verdade mascarada de suas crenças acerca deles. Na sociedade brasileira, por exemplo, que valoriza os corpos jovens e malhados em academias, as marcas nos corpos impressas pelo envelhecimento são rejeitadas e causam sofrimento psíquico. Aliás, aqui cabe fazer alusão a uma expressão utilizada pela cultura para se referir ao corpo modelado pelos exercícios físicos nas academias de ginástica: *corpo sarado*. Se é preciso "sarar" os corpos, é porque se encontram doentes?

Possivelmente, os corpos dos velhos estão intoxicados de discursos e olhares que depreciam as marcas de decrepitude resultantes de quem já foi muito longe no tempo. Porque muito já foi visto e sentido nesta vida, os olhos e a pele ficam contornados por rugas, que escancaram e denunciam os roteiros cartográficos das histórias vividas por cada um.

2.1.3 Velhices bem-sucedidas

O exagero da concepção da velhice bem-sucedida, de acordo com Lopes (2000), leva em consideração, por um lado, a retirada da imagem de imobilidade-inatividade e, por outro, responsabiliza exclusivamente o indivíduo pela qualidade de seu envelhecimento.

A sociedade tenta enganar a todos ao enunciar que, se comermos comidas saudáveis, praticarmos exercícios físicos regularmente e fizermos uso constante de produtos estéticos de ponta, escamotearemos as marcas aparentes do envelhecimento físico. A associação entre velhice e morte e entre morte e doença fortalece a relação entre velhice e doença. O indivíduo passa a arcar com o modo de envelhecer vinculando-o à ideia de castigo, por ter levado uma suposta vida pouco saudável em tempos anteriores à chegada da velhice. É como se tivesse envelhecido por pura desconsideração de práticas antienvelhecimento; em outras palavras, ficou velho porque não se alimentou adequadamente, não praticou exercício físico suficiente e não se utilizou de todos os recursos estéticos disponíveis no mercado para esconder os sinais do tempo no corpo.

As marcas da velhice evidentes no corpo não são bem-vistas, pois são desagradáveis esteticamente aos olhos de uma sociedade fundamentada em discursos que salientam e valorizam a beleza da juventude e dos corpos esticados; em que ser velho infringe seus valores e códigos de condutas. No entanto, se essa mesma sociedade, que ainda está calcada na imagem da beleza associada à juventude, está envelhecendo, suas concepções acerca do que é ser belo e aceitável em seu seio precisam ser repensadas. O modelo de beleza que nos representará não será o da magrela na passarela, como canta Zeca Baleiro.

A velhice passará a ser dissociada de doença, uma vez que esses corpos velhos viverão cada dia mais na sociedade brasileira nas próximas décadas e serão eles que constituirão os novos modelos do que seja belo na sociedade envelhescente.

2.1.4 Os novos velhos

Novos modelos de envelhecimento que valem a pena ser vividos têm sido forjados na sociedade hipermoderna, que envelhece a passos largos. Citamos o exemplo da blogueira sueca Dagny Carlsson, que teve contato com um computador pela primeira vez aos 93 anos de idade e aos 100 decidiu lançar o próprio *blog*. Aos 103 anos, tornou-se uma celebridade e alcançou o *status* da blogueira mais velha do mundo, com mais de 1,4 milhão de visitantes.

No documentário *Envelhescência*, de Gabriel Martinez, são apresentados modelos de novos velhos, ou seja, sujeitos acima de 60 anos que decidiram aproveitar os tempos finais de vida. Eles demonstram em seus atos que é possível realizar sonhos, projetos e afetos nessa etapa tardia da vida. O filme *E se vivêssemos todos juntos?*, por sua vez, retrata a realidade de um grupo de amigos que optam por envelhecer juntos em um modelo completamente na contramão dos discursos estabelecidos acerca do que é esperado dos idosos nas sociedades capitalistas e de consumo.

Há, ainda, o exemplo da mineira Chames Salles Rolim, que só decidiu entrar para a faculdade após a morte do marido, com quem foi casada por 63 anos. Ele era bastante ciumento e não aprovava a ideia de que a esposa estudasse. Aos 97 anos, ativa, lúcida e com dez filhos criados, a mineira de Santa Maria de Itabira recebeu o diploma de bacharel pela Faculdade de Direito de Ipatinga (Fadipa) e declarou querer ser útil à sociedade.

Esses casos ilustram velhices bem-sucedidas e podem inspirar e instigar possibilidades de realização de projetos adiados em tempos anteriores e a oportunidade da reinvenção de si e das relações com o outro nos tempos tardios da vida.

2.2 Perspectiva psicossocial nas relações sociais, familiares e intergeracionais

Ferrigno (2006) aponta que o fator geração é um entre os muitos determinantes do comportamento social, ao lado de classe, gênero e etnia. Esse pesquisador dos efeitos dos encontros entre as gerações lança-nos os seguintes questionamentos: O que tem ocorrido nas relações entre as gerações? Conflitos, competição, autoritarismo, cooperação, igualitarismo, afetividade, indiferença?

Embora proponha essas indagações, o autor salienta que o que mais caracteriza os encontros intergeracionais é o distanciamento. Todavia, ele defende a possibilidade de estabelecimento de expressivos processos de coeducação entre as gerações na intenção de aliviar os efeitos causados por uma estrutura social que segrega jovens e velhos em espaços distintos de convivência e educação.

Como conteúdos possíveis de ensino-aprendizagem entre as gerações, Ferrigno (2006) destaca que os idosos podem ensinar os mais jovens acerca da memória cultural e dos valores éticos fundamentais, bem como educá-los para o envelhecimento. Conhecendo seu passado, os jovens entendem melhor seu presente e projetam seu futuro de modo mais realista e promissor.

Segundo Ecléa Bosi (1994), uma educação para o envelhecimento é outro significativo conteúdo repassado ao jovem. O velho aparece como modelo a ser seguido ou evitado, dependendo de seu grau de sucesso em viver satisfatoriamente esse período da vida e da escolha do modo, criativo ou não, como enfrenta as dificuldades dessa fase do ciclo vital.

Para a autora, colocar as gerações em diálogo e promover encontros intergeracionais configura-se como proposta de documentos, estatutos, cartilhas, manuais e planos que visam ao envelhecimento ativo (Bosi, 1994).

2.2.1 Avosidade

A relação dos avós com os netos viabiliza retificações simbólicas e subjetivas para ambos. Isso porque o exercício da avosidade, de acordo com Cardoso (2011), constitui-se como oportunidade de transmissão intergeracional por um idoso íntegro, que é aquele que escolheu criar com os destroços deixados pela vida e convertê-los em legados dignos de transmissão para as próximas gerações.

O contrário dessa escolha é desesperar-se, como bem salienta Erikson (1998), como um dos saldos onerosos deixados pelas contas subjetivas e emocionais não quitadas na velhice. Caso o idoso não elabore e (re)crie com base nas perdas e decepções sofridas em sua vida, tende a se deprimir e se amargurar com o que conseguiu ou não realizar nos tempos anteriores.

Os avós são patrimônios vivos e guardiões de memórias; eles revelam aos netos suas origens no seio da família e da sociedade. Ao guardar as informações a respeito de suas origens, tornam-se fiéis depositários das histórias que antecederam o sujeito. Um avô é capaz de transmitir legados aos mais novos, e se essa voz de quem tem tanto conhecimento e experiências acumuladas não for dada ao idoso em uma sociedade, pode gerar sentimentos de desamparo, abandono, solidão, depressão, além de levar a processos de perdas cognitivas em decorrência dos abalos extremos no vínculo com o outro.

A avosidade é uma relação privilegiada para se trabalhar e superar conflitos familiares, pois encontros intergeracionais promovem qualidade de vida aos idosos, às crianças e à família, como possibilidade de manutenção dos elos e dos laços na cadeia geracional. Cardoso (2011) entende que o relacionamento entre avós e netos permite trocas afetivas e reconstruções de laços emocionais, pois é por meio dos vínculos que os idosos se reabastecem. Kamkhagi (2008) diz que a velhice pode ser um período autocurativo, e o encontro entre gerações é um momento privilegiado para essas curas.

Evidencia-se um contraste intergeracional profundo quando avós e netos trocam experiências e estilos de vida, e tal contraste, se trabalhado nos vínculos, pode ser bastante positivo. São exemplos disso: estilos musicais, roupas, *piercings*, tatuagens, modelos de relacionamentos afetivos ("ficar", "pegar") e outros.

Intensificaram-se esses encontros e trocas entre as gerações durante a pandemia no Brasil. Como um dos principais grupos de risco de contrair a Covid-19, os idosos foram isolados socialmente.

Como modos criativos para mantê-los vinculados a familiares, amigos e grupos sociais, surgiram iniciativas de conectividade virtual a partir das tecnologias.

Exemplo prático

Exemplo de aproximação intergeracional é o do teleatendimento que ofereci a uma idosa, que chamaremos de M. No] início da pandemia, os idosos forçosamente interromperam os atendimentos presenciais. Confesso que me senti desnorteada e perdida em relação aos passos que eu poderia trilhar diante da crise da Covid-19. Um dia prostrada e sem rumo foi o suficiente para me despertar o desejo de continuar a ver os idosos virtualmente. Contatei os filhos dos idosos que atendia e eles, de imediato, me responderam que essa modalidade de atendimento seria impossível para seus pais ou mães, uma vez que não estavam acostumados ao uso das tecnologias.

Minha tristeza em estar distanciada dos idosos que atendo na clínica e em grupos, somada à convicção dos danos psicológicos e emocionais causados pelo afastamento social, me levaram a fazer um pedido aos filhos para que me deixassem ver os pais idosos ao menos uma vez por videochamada. Acolheram o meu pedido, e, para surpresa deles, seus pais mudaram a fisionomia ao me ver.

Fato comum e recorrente no início da videochamada, os idosos estavam mais prostrados e cabisbaixos, desolados com o afastamento social que lhes foi imposto. Já nos primeiros instantes de troca de olhares, vozes e sentimentos, os semblantes começavam a assumir ares de vitalidade, ânimo e esperança, efeitos do contato e do laço com o outro.

Como os atendimentos ocorriam no ambiente doméstico, outros familiares vez ou outra davam uma espiada no que estava acontecendo do outro lado da tela. Apesar da privacidade e do sigilo que o atendimento clínico requer, inevitável é notar a presença desses amores, de quem os idosos necessitam de ajuda para os cuidados físicos e emocionais e, nesse momento específico, para o uso das tecnologias, a fim de se inserir socialmente.

Como observadora de qualquer movimento, em certo atendimento, percebi a presença de um neto de aproximadamente 7 anos em volta da avó de 90, que nomeei de M. Não finjo não ver, e, ao contrário, o chamo para a conversa, com a permissão de M. e a aceitação de S. Ele relata à avó como têm sido as aulas em tempos de pandemia. Explica o que é um computador, mostra o *mouse* e o *joystick* que usa para seus jogos de *videogame*. A avó, por sua vez, conta-lhe que nunca foi à escola pelo fato de trabalhar na roça e que aprendeu as primeiras letras com o irmão dela. S. diz: "Sério? Eu nunca conheci alguém que não foi para a escola".

Esse simples exemplo demonstra que os encontros intergeracionais favorecem o conhecimento mútuo das diferenças que separam as gerações pelo abismo dos costumes, crenças, comportamentos; de visões e valores de mundo discrepantes, que podem ser aproximados pelo diálogo e pelas interações. Nesse caso, M. contou ao neto que o único brinquedo que teve na infância foram bonecas feitas com espiga de milho.

Videochamadas por celulares aproximaram encontros entre avós ou avôs com os netos; entre pais e filhos e entre amigos que vivem em diferentes localidades. Dia das Mães, Dia dos Pais e Dia dos Avós, em 2020, foram comemorados com reuniões a distância fazendo-se uso de diversas tecnologias. Famílias prepararam receitas favoritas do parente idoso, cada um em sua casa, e fizeram suas refeições ao mesmo tempo estando conectados graças a ligações virtuais.

A pandemia acelerou a inclusão digital dos idosos. O desejo de se manterem próximos emocional e afetivamente dos que amam os fez sentir a necessidade de aprender sobre as tecnologias e se inserir no mundo digital.

Anteriormente à crise de saúde mundial do coronavírus, idosos se queixavam de que as tecnologias os afastavam emocionalmente dos familiares quando, por ocasião de um encontro festivo, filhos e netos ficavam nos celulares e não conversavam com eles. Idosos que atendo em grupos me diziam que as pessoas ficavam olhando para a "maquininha". Em um mundo pandêmico, as máquinas passaram a ser instrumentos que proporcionavam os encontros e as interações afetivas entre as gerações.

A diminuição de preconceitos também é algo que ocorre em encontros intergeracionais. Ao estarem próximos dos mais velhos, jovens ressignificam os conceitos sobre o envelhecimento, e os idosos se tornam mais flexíveis perante valores e costumes atuais. Esses encontros aproximam as gerações e estreitam os vínculos emocionais e afetivos. A transmissão intergeracional oportuniza o resgate de memórias, a valorização de histórias, o diálogo e a cooperação entre as gerações; os erros e acertos da vida do idoso são preenchidos de significados quando ensinam às gerações que sucedem.

2.2.2 Relações dialógicas

Necessário se faz, então, manter idosos conectados com amigos, familiares, grupos sociais e a sociedade como um todo, a fim de manter sanidade mental e melhorar a qualidade de vida nessa fase da vida. Cardoso (2011) elucida que o envelhecimento pode ser um tempo de trocas. Por meio de construções de diálogos entre gerações em tempos escassos, é possível tecer histórias. O diálogo parece estar escasso em uma sociedade hipermoderna, de relações líquidas e descartáveis. A interação verbal baseada no diálogo tem o poder de estreitar vínculos e torná-los mais sólidos por meio das palavras.

Os trabalhos realizados por Lourenço e Massi (2011) com grupos obtiveram resultados positivos de encontros dialógicos nos tempos tardios da vida. Com base no conceito bakhtiniano de dialogismo, foram oferecidas oficinas de linguagem intergeracionais; tais grupos comprovam a efetividade das interações dialógicas.

Idosos se reuniram semanalmente em uma unidade de atendimento de atenção ao idoso na cidade de Curitiba para uma oficina de linguagem. O projeto promovia inter-relacionamentos pessoais em torno da linguagem oral e escrita. Ao final de cada ano, um livro era publicado com narrativas autobiográficas dos participantes. Eles lançaram suas obras em espaços proeminentes na cena social curitibana, o que lhes conferiu sentimento de pertencimento, elevação da autoestima e maior vinculação quanto a laços afetivos e interpessoais (Lourenço; Massi, 2011).

> **Para saber mais**
>
> Os efeitos relacionados ao encontro de idosos em grupos para narrar suas histórias de vida estão detalhadamente especificados na obra especificada a seguir:
>
> CELEBRONE, R. C. **Grupo com idosos**: lugar de envelhescências. Curitiba: Juruá, 2019.

2.3 Modificações nas relações humanas no ciclo de vida e redução do círculo de contatos

Necessário se faz perder para ganhar!

É atribuída a Bette Davis a constatação de que a velhice não é para covardes. O desafio que se coloca é o que fazer entre uma certidão e outra, a do nascimento e a de óbito; qual será a qualidade de histórias que preencherão a linha do tempo de uma vida.

E como será que se inicia o preenchimento da linha da história de vida e as marcas de qualidade que esta terá? A vida impõe desafios desde o momento do nascimento. Trocar o seio da mãe pela mamadeira, por exemplo, não é tarefa fácil. Depois disso, vem o abandono das fraldas e o uso do penico e, na sequência, deixa-se de andar sobre quatro apoios porque é preciso andar ereto – são muitos cambaleios e tombos até se conseguir andar.

O abandono da chupeta e das fraldas, ir para a escola, a separação da mãe, todos esses eventos são como pequenos lutos em vida. A psicanalista Françoise Dolto (1999), em *As etapas decisivas da infância*, declara que a verdadeira educação é precisamente aquela que permitirá à vida se desenvolver com a superação dos obstáculos, e à criança conhecer seus instintos para se tornar senhora deles, e não para ser prisioneira deles nem da opinião alheia.

Desde a mais tenra infância, somos convocados a fazer renúncias de prazeres, em troca de conquistas e crescimentos. Essas trocas e renúncias vão estabelecendo marcas subjetivas relacionadas a como conseguimos vivenciar e elaborar os lutos ao longo da vida. Quanto mais se consegue ir ultrapassando as fases do ciclo vital positivamente e elaborando as perdas em etapas anteriores da vida, mais fácil e apaziguadamente se consegue lidar com os lutos na velhice. A possibilidade de se reconciliar com a própria história vivida proporciona envelhecimentos bem-sucedidos.

Para saber mais

Uma leitura indispensável sobre o tema é o documento da Organização Mundial da Saúde (OMS) intitulado *Envelhecimento ativo: uma política de saúde* (2005). O material oferece subsídios para se discutirem e se formularem planos de ação que favoreçam um envelhecimento saudável.

OMS – Organização Mundial da Saúde. **Envelhecimento ativo**: uma política de saúde. Tradução de Suzana Gontijo. Brasília: Opas, 2005.

2.3.1 Os lutos de uma vida

Para Cocentino e Viana (2011), são muitos os lutos de uma vida, mas na velhice as perdas se exacerbam. Entre elas, destacam-se:

- perdas biológicas de um corpo que vai se desgastando com o uso, ao longo de uma existência, como perda da visão, redução da audição, enfraquecimento das pernas;
- quedas;
- perda da autonomia de ir e vir;
- perda da atividade produtiva (aposentadoria, saída do mercado de trabalho);
- limitar-se aos aposentos;
- perda dos pares de uma vida (amigos e cônjuge que vão morrendo);
- noção da finitude;
- saída dos filhos de casa (síndrome do ninho vazio).

Nas sétima e oitava idades descritas por Erikson (1998), é feito o balanço de vida entre erros e acertos, vitórias e fracassos experimentados. Dessa forma, o idoso pode se tornar generativo e sábio, e, se assim o fizer, é capaz de transmitir às gerações que se seguem os mais profundos e sinceros aprendizados que alcançou ao longo da vida.

Se existe um motivo na vida que justifique os erros e acertos cometidos no decorrer do ciclo vital, este é a possibilidade de fazer as pazes com o passado para seguir em frente com o mínimo de culpa, remorso e ressentimento. Isso porque o que se fez já foi feito. Realizamos o máximo que sabíamos e podíamos em tempos anteriores diante da (i)maturidade concernente à juventude.

Utilizar os erros do passado para transmitir experiências às próximas gerações é como um acerto de contas positivo na operação psíquica da generatividade. Ensinar algo às gerações futuras confere um senso de utilidade e possibilidade de retificação subjetiva a idosos, uma quitação de notas promissórias emocionais que porventura tenham se arrastado pela existência e que a essa altura da vida se apresentam exigindo o pagamento simbólico. Fazer uso das crises e convertê-las em possibilidades de realização pessoal são indícios de maturidade nos tempos da velhice.

2.3.2 A (re)constituição subjetiva diante dos lutos

A velhice é o período da vida que mais acumula perdas significativas, e estas exigem certa elaboração por parte dos idosos – trabalho de luto. Isso porque desdobramentos negativos podem surgir dessa realidade, como depressão, regressão ao passado, na tentativa de resgatar o que se perdeu, e de encontrar respostas, como ódio – resultante da quebra de possibilidade de um eu idealizado –, e lamentação (Mucida, 2006).

Há autores, como Goldfarb (1997), que atrelam o aparecimento das demências às experiências desprazerosas ao longo do ciclo vital de um sujeito. Vivências traumáticas não elaboradas psiquicamente e de difícil luto podem disparar o Alzheimer e outras demências senis. Por essas e outras consequências orgânicas de caráter emocional é que urge o trabalho com a subjetividade e a dimensão psíquica dos idosos, no intuito de proporcionar tempos satisfatórios na velhice.

Após observações em um grupo operativo de idosos, Becker (2017, p. 28) constata:

> O trabalho de luto, especialmente no contexto da velhice, implica numa mínima presença do outro e de recursos simbólicos, por meio dos quais o velho pode simbolizar as perdas – além do luto dos objetos de amor que são perdidos, há, sobretudo, o luto que cada um deve fazer de uma vida toda e de si mesmo, pedaço a pedaço.

Em um grupo que promove encontros intergeracionais, pessoas acima de 60 anos e estudantes de graduação em Psicologia se reúnem semanalmente para narrar memórias autobiográficas. Discorrem acerca de temas como filhos, maternidade, avosidade e modelos de relacionamentos afetivos na contemporaneidade. Após essa convivência, idosos se tornam mais flexíveis e tolerantes com os comportamentos de jovens, como uso de *piercings*, tatuagens, calças rasgadas, cabelos compridos, barbas e modos de se relacionar afetivamente na atualidade.

Os jovens, por sua vez, ressignificam os sentidos sobre o que é ser velho, desejando até mesmo prolongar os anos de vida. No início da convivência no grupo com os idosos, eles relatavam não querer viver muito para não ter de lidar com as marcas da velhice em seus corpos, como rugas, pele flácida, perda do vigor físico e da virilidade, enfim, com os sinais da decrepitude do corpo. À medida que, em trocas intergeracionais, testemunharam velhices bem-sucedidas e dotadas de sentidos, imprimiram novos tons ao processo de envelhecer do outro e do próprio, podendo reavaliar os motivos de desejar ir mais longe no tempo do que intencionavam anteriormente à convivência com essas pessoas.

Diante das perdas concernentes à vida, a capacidade de realizar lutos simbólicos e criativos se faz imprescindível. É preciso aproveitar os tempos tardios da vida para fazer as pazes com o passado, além de se ter a coragem de ainda estabelecer planos e projetos para os tempos da velhice. Então, devemos salientar, neste ponto, a importância dos laços sociais, do diálogo, da identificação com os semelhantes e com os diferentes, da valorização social e, especialmente, da linguagem.

Afinal, é pela palavra que o sujeito se constitui na relação com o outro. Do outro recebe as impressões de quem é e o que dele é esperado ao longo de uma vida. Então, é por meio de atividades dialógicas em torno da linguagem que "mal-ditos" podem se transformar em "bem-dições".

Nesse sentido, Bakhtin (1992, p. 378) explica nossa condição na linguagem:

> Tudo o que me diz respeito, a começar por meu nome, e que penetra em minha consciência, vem-me do mundo exterior, da boca dos outros (da mãe etc.), e me é dado com a entonação, com o tom emotivo dos valores deles. Tomo consciência de mim, originalmente, através dos outros; deles recebo a palavra, a forma e o tom que servirão para a formação original da representação que terei de mim mesmo [...]. Assim como o corpo se forma originalmente dentro do seio (do corpo) materno, a consciência do homem desperta envolta na consciência do outro. É mais tarde que o indivíduo começa a reduzir seu eu a palavras e a categorias neutras, a definir-se enquanto Homem, independentemente da relação do eu com o outro.

Esse filósofo russo da linguagem ensina que fomos constituídos e forjados pelo olhar do outro. Muitas vezes, o que do outro ouvimos não foram palavras que incentivaram a autoconfiança. Muitas mães não estão aptas em se ocupar de seus bebês quando estes nascem. Por questões subjetivas pessoais que as atravessam naquele momento que dão à luz os filhos, não conseguem, por vezes, oferecer o suporte emocional que os prepare e os fortaleça para o mundo (Bakhtin, 1992).

Quando essa falta de desejo por parte da mãe sobre a criança acontece, furos simbólicos na estruturação psíquica ocorrem, deixando rastros e marcas que serão arrastadas ao longo de toda a vida.

Trabalhos em grupo em torno da linguagem são capazes de fazer reparações simbólicas e subjetivas no psiquismo de idosos que sofreram traumas na infância. As marcas psíquicas e subjetivas de tempos anteriores da vida podem ser ressignificadas e renomeadas em práticas de linguagem em grupos. Podemos citar o exemplo de uma idosa que frequentava a "Oficina da Linguagem", um grupo dialógico operativo. Ela narra, em Celebrone (2019), que, ao ver os cartazes espalhados pela unidade de saúde em que esse grupo se alocava o convite para participar de uma "oficina", pensou consigo que oficina é lugar para consertar o que está quebrado, e que não havia nada quebrado nela. Retornou para sua casa, e um pensamento insistia em recorrer: "Fulana, a sua língua é quebrada. Você é maledicente. Dá a sua opinião sem ser perguntada". Essa idosa chegou ao grupo com esse relato de que veio participar de um grupo de linguagem para aprender a falar e a ouvir o outro. Como resultado das práticas linguísticas desenvolvidas, depôs que seus familiares que andavam afastados devido a suas críticas se reaproximaram, pois agora havia aprendido a falar.

Essas interações socioverbais propostas em grupos com idosos promovem elevação da autoestima, aumento da segurança pessoal, coragem em manifestar sentimentos e pensamentos, o que os torna mais hábeis nos relacionamentos interpessoais.

2.4 Habilidades sociais e processo de envelhecimento

Existem aprendizados necessários para o bem "envelhe-SER"?

Minayo (2011) defende que é mito a ideia de que a velhice é um fato homogêneo, como se os idosos fossem todos iguais. Do ponto de vista antropológico, o primeiro aspecto a se observar é que "velho" não constitui uma categoria de análise, e se tratarmos essa população como uma massa uniforme, perderemos a riqueza de suas possibilidades e a substituiremos por estereótipos.

As distinções são infindas: é absolutamente diferente envelhecer no campo ou na cidade; numa família rica e de posses ou numa família pobre; ser homem ou ser mulher; ter tido um emprego CLT, com garantias asseguradas, ou ter vivido de atividades informais ou do lar; ser dependente ou independente física, mental, econômica ou socialmente; e assim por diante.

Exemplo prático

A esses ditos de Minayo (2011) associamos a narrativa de uma idosa, que me disse que é muito triste envelhecer pobre e sem condições de ter acesso aos cuidados com a saúde. Ela considera que a velhice do rico é diferente da do pobre, assim como a do idoso que tem boa condição física e a do que não a tem. Essa idosa, que chamarei de E., relata que, quando era jovem, ninguém lhe contou que a velhice chegaria tampouco que seria necessário preparar o físico para sustentar as marcas que essa etapa da vida deixa no corpo. Informa que a prática de atividades físicas não era incentivada e que atualmente, na idade avançada em que se encontra, sente os desgastes que o excesso de trabalho causou no corpo.

> Isso se explica pelo fato de que, em seu tempo de constituição como sujeito, o discurso vigente era trabalhar para construir patrimônio (como adquirir uma casa própria), criar os filhos e acumular riquezas, que seriam seguranças para o futuro. Ela disse que, atualmente, dispõe dos recursos materiais, mas lhe faltam disposição e vigor físico para enfrentar os desafios emocionais desses tempos avançados da vida. Durante um atendimento clínico, afirmou: "A velhice é inteira, a gente toda envelhece; cabeça, corpo, mente, tudo".

Além das grandes categorias de análise citadas, o mais genuíno diferencial entre os idosos se encontra em sua subjetividade e singularidade. Cada pessoa retoma permanentemente os dados de sua história e os reconstrói com os fios do presente. É exatamente a crença na historicidade individual e nas particularidades que nos induz a chamar o idoso à sua corresponsabilidade na qualidade de seu envelhecimento.

Essa etapa da vida pode ser, como experiência pessoal, o tempo da decadência e do isolamento ou, então, do protagonismo e do amadurecimento. Nesse sentido, independentemente de padecer algum tipo de enfermidade ou falta de autonomia, nada substitui o envolvimento do sujeito na condução da própria existência.

Pelo fato de a velhice fazer parte do ciclo da vida, o velho costuma colher na última etapa existencial o que plantou em toda sua história. Ninguém se torna um idoso respeitável, saudável e sábio se não construiu esses valores em tempos anteriores.

2.4.1 Habilidades sociais desenvolvidas em grupos

O envolvimento de idosos em grupos de convivência possibilita a elaboração de lutos na velhice. Afinal, foi por meio da linguagem que a percepção de si foi formada e será por ela que essa percepção será reconstruída e ressignificada. Assim sendo, é possível sustentar que atividades linguageiras proporcionam vínculos sociais e intersubjetivos, bem como oportunizam (re)significações simbólicas em torno de si e do outro.

Nesse sentido, Castanho (2018) apresenta grupos como oportunidades de trocas intersubjetivas, e Celebrone (2019), após quase duas décadas de pesquisas e intervenções em grupos com idosos, sustenta que trabalhos com a linguagem oportunizam ressignificações simbólicas e o (re)enlaçamento ao outro, com o fortalecimento dos relacionamentos interpessoais e o estreitamento dos vínculos subjetivos. Nesse sentido, práticas grupais que privilegiam o uso da linguagem oral e escrita favorecem o desenvolvimento de habilidades sociais em idosos e promovem envelhecimentos bem-sucedidos.

2.5 Características do envelhecimento normal e patológico

Ser velho é normal?

O poeta e compositor Arnaldo Antunes (2009) enuncia na canção *Envelhecer*: "A coisa mais moderna que existe nesta vida é envelhecer".

Normal é o termo usado no século XIX para designar o protótipo escolar e o estado de saúde orgânica. Ele é, ao mesmo tempo, a extensão e a exibição da norma (Canguilhem, 1990). De acordo com o filósofo e historiador das ciências Georges Canguilhem (1990), uma norma só é a possibilidade de uma referência quando foi instituída ou escolhida como expressão de uma preferência e como instrumento de uma vontade de substituir um estado de coisas insatisfatório por outro, satisfatório.

O conceito de normal é normativo, e é a instabilidade e a impotência humana que levam o homem a construir regras e normas para se situar no tempo e no espaço. A norma é aquilo que fixa o normal com base em uma decisão normativa.

Nesse sentido, um discurso homogeneizante e normatizante acerca do que sejam o envelhecimento normal e o patológico surge no seio de uma ciência, no caso, a medicina, nomeada como voz de verdade em dada cultura e em determinado momento histórico. O normal e o patológico se atrelam a significados de inutilidade, do que foge ao *status quo* vigente em uma sociedade que prima pela beleza dos corpos jovens e que afasta para as margens o que é desprazeroso ao olhar, no caso, os corpos velhos faltantes e decrépitos que noticiam o final da vida.

Lopes (2000) afirma que a velhice é um fenômeno biológico, mas entendê-la somente dessa maneira significa reduzir a questão e não analisá-la em sua complexidade, o que implica não levar em conta aspectos psicológicos, sociais e culturais. Erra-se ao priorizar a condição biológica como formadora do comportamento e da saúde do indivíduo.

No entanto, a maioria das culturas na atualidade ainda mantém um conjunto de condutas negativas perante pessoas idosas, explicitadas ou inconscientemente manifestas. Isso porque se o humano é efeito de discurso, ou seja, é um ser *de* e *na* linguagem.

Diante disso, os sentidos que determinadas cultura e sociedade produzem acerca do que é ser velho em seu seio afetam diretamente o psiquismo de seus membros.

Tais discursos são engendrados ideologicamente nos parâmetros do que seja normal e patológico na velhice. Normas morais se convertem em normas sociais, o que implica no discurso circulante vigente de que o velho dá trabalho, onera os cofres públicos nas áreas de saúde e previdência e é um peso para a família e para a sociedade.

Para Minayo (2011), existe o mito de que a velhice é um problema. Pelas lentes dessa emérita cientista social, tal visão atravessa todas as classes sociais e instituições e tem três focos principais: a família, o setor de saúde e o Estado. Na família, embora seja o espaço onde viva a maior parte dos idosos e em que, nos melhores casos, estes recebem amor e carinho, em muitas situações a presença dos idosos pode ser um incômodo.

2.5.1 Representações de velhices

Tentativas de homogeneização das representações da velhice são acionadas ante a demanda do setor de consumo, de lazer e de especialistas da saúde. A velhice passa a ser uma categoria única, necessária para fins de atendimento, deixando-se de levar em conta as singularidades e individualidades. É bem verdade que talvez a maior parte dos idosos venha a apresentar sérios e complicados problemas de saúde nos tempos da velhice, porém o binômio saúde-doença está muito relacionado aos aspectos biopsicossocial e espiritual. Fatores genéticos hereditários, estilo de vida associado a atividade física, alimentação, crenças limitantes, autoestima, qualidade das relações interpessoais e fé determinam velhices doentes ou sadias.

O corpo sofre os desgastes físicos e psicológicos com a passagem do tempo atribuídos ao longo período em que está sendo usado e a toda sorte de experiências (des)prazerosas. Contudo, a despeito das marcas impressas, o que se propõe é o (re)encaminhamento desses corpos para cenas de utilidade, produtividade e significações simbólicas satisfatórias, ou seja, que se possa fazer usos prazerosos de corpos velhos e saudáveis por meio de laços sociais. Não é porque a vida parece estar mais próxima do fim que os últimos tempos necessariamente serão sem qualidade e doentios. A velhice pode ser vivida com base em realizações adiadas de fases anteriores no ciclo vital.

Pela elaboração e pela ressignificação de perdas, pode-se construir uma nova realidade; se, porventura, projetos não puderam ser vividos – por exemplo, viagens –, agora, nos melhores casos, pode-se dispor de tempo e de dinheiro para isso.

É comum até mesmo farmácias oferecerem descontos e programas destinados ao público da *terceira idade*, termo que a sociedade capitalista e de consumo atribui ao idoso e que é utilizado em documentos e estatutos para o cidadão de direito. Assim, referir-se à velhice como "melhor idade" se constitui em estratégia para vender mais medicamentos a uma faixa de idade que se presume e se atribui estar doente.

Escolhemos as palavras de Kamkhagi (2008) para lembrar que a velhice pode ser até um período autocurativo no caso de sujeitos acentuadamente neuróticos, ou seja, que se cobraram e exigiram tarefas demasiadamente árduas e pesadas durante toda a vida. Essa psicanalista pesquisadora do envelhecimento humano salienta que a velhice pode desincumbir os idosos das exigências superegoicas e cruéis e liberá-los para entrar em contato com seu inconsciente.

Desse modo, ousamos afirmar que a velhice pode ser, sim, a melhor fase do ciclo vital de um sujeito que porventura se cobrou de dívidas emocionais nos tempos anteriores a ela e, a essa altura da existência, pode fazer as quitações e pagar os juros e as correções monetárias das contas simbólicas que acumulou para si ao longo do tempo.

Síntese

Conforme citamos, nas palavras de Arnaldo Antunes (2009), "a coisa mais moderna que existe nesta vida é envelhecer". Assim, falar de velhice é falar da vida, pois só não envelhece quem antes já morreu. No entanto, os discursos sobre o envelhecimento, em sua maioria, ainda estão focados nos desgastes do corpo biológico, que vai perdendo o vigor com o passar do tempo e pode ou não vir a adoecer.

A velhice precisa ser desatrelada da noção de doença, no sentido de que "ser velho" não pode ser sinônimo de "ser doente". Embora muitas doenças acometam essa população, a noção de velhice atrelada a doença como algo pressuposto apenas estigmatiza os idosos perante os outros e si mesmos. A noção de doença é bem mais complexa e deve levar em conta vários outros fatores além do biológico.

Isso porque o homem é biopsicossocial e espiritual; logo, o envelhecimento humano precisa ser abordado em todas essas dimensões. Do corpo biológico, é a geriatria que tem maior tradição em se ocupar dos cuidados, enquanto da dimensão psíquica quem se ocupa é a psicologia. A psicogerontologia, por sua vez, tem a intenção de aproximar a psicologia da gerontologia.

Nesse sentido, há que se propor medidas que favoreçam a saúde na velhice por meio de programas e projetos que solidifiquem vínculos interpessoais.

Fundamentados na perspectiva de que a saúde mental, a física e a psíquica resultam de situações que as favoreçam e promovam, grupos com idosos são meios de promoção de saúde mental e física nos tempos avançados do ciclo de vida.

Vale ressaltar, idosos que são escutados e acolhidos podem ressignificar os sentidos de suas velhices, ou seja, (re)orientá-las para outras cenas, paisagens e direções. A proposta que se apresenta é que criemos situações interlocutivas que coloquem idosos em diálogo consigo, com familiares, com amigos e com as demais gerações.

Questões para revisão

1. Quais são as principais teorias do envelhecimento humano?

2. Discorra sobre a função da avosidade como oportunidade de encontros intergeracionais.

3. Quais são as três instâncias sociais, segundo Minayo (2011), que têm o dever de acolher e promover o atendimento integral ao idoso?
   a) Família, Estado e setor da saúde.
   b) Família, Igreja e comunidade.
   c) Escola, família e Estado.
   d) Estado, família e Igreja.
   e) Setor de saúde, comunidade e família.

4. Analise as afirmações a seguir.
   I) O grupo é um espaço privilegiado de encontro de velhos, pois promove relacionamentos interpessoais significativos e aprendizados satisfatórios.
   II) No grupo, idosos são convidados a falarem sobre si e, assim, adquirem segurança pessoal e autonomia.

   Agora, assinale a alternativa correta:

   a) As afirmações I e II são verdadeiras.
   b) As afirmações I e II são falsas.
   c) Apenas a afirmação I é verdadeira.
   d) Apenas a afirmação II é verdadeira.
   e) A afirmação I é verdadeira e completa a afirmação II.

5. São pilares dos impactos sociais sobre a velhice:
   a) aposentadoria; síndrome do ninho vazio; perda de pares amorosos; relacionamentos intergeracionais; e sentimento de improdutividade.
   b) quedas; colesterol alto; diabetes; osteoporose; e redução da visão.
   c) fase oral; fase anal; período de latência; vida adulta; e velhice.
   d) confiança *versus* desconfiança; autonomia *versus* vergonha e dúvida; iniciativa *versus* culpa; intimidade *versus* isolamento; e trabalho *versus* inferioridade.
   e) diabetes; fase anal; quedas; aposentadoria; e autonomia *versus* vergonha.

Questão para reflexão

1. A temática do envelhecimento é de extrema relevância na sociedade brasileira ante o exponencial crescimento da população idosa. Não é à toa que pesquisas e intervenções voltadas a esse segmento etário vêm aumentando significativamente, com vistas ao incremento da promoção de velhices bem-sucedidas. É importante salientar a qualidade de vida nos tempos tardios da existência, as diversas formas de envelhecer e seus entrelaçamentos. O argumento sustentado é que ainda é tempo de sonhar e de realizar planos, projetos e afetos em velhices bem-sucedidas e dotadas de sentidos.

    Considerando esse cenário, construa um exemplo de velhice bem-sucedida. Vislumbre uma história de um idoso com uma vida que vale a pena ser vivida e a relate por escrito.

Capítulo 3
Bioética no envelhecimento humano

Débora Luiza Montezeli

Conteúdos do capítulo

- Introdução à bioética: conceitos e definições.
- Princípios da bioética.
- Bioética e o final de vida.
- Bioética e a interrupção da vida.
- Bioética e o envelhecimento humano.

Após o estudo deste capítulo, você será capaz de:

1. citar os principais estudiosos envolvidos na criação da disciplina de bioética;
2. relatar os fatos que contribuíram para o surgimento da bioética;
3. identificar os principais dilemas bioéticos enfrentados pelos profissionais de saúde no cuidado de pacientes terminais;
4. conceituar eutanásia, distanásia, ortotanásia e mistanásia, reconhecendo os dilemas bioéticos inerentes a cada uma dessas práticas;
5. refletir sobre as questões bioéticas inerentes ao processo de envelhecimento humano.

A racionalidade do homem se associa a uma curiosidade comum à espécie, concretizada por meio de sua incessante capacidade de questionamento e busca por respostas nas mais diferentes áreas do conhecimento. Ao longo dos tempos, isso permitiu que a humanidade obtivesse imensos êxitos científicos em todo e qualquer campo de estudo (em alguns mais e, em outros, ainda de forma embrionária).

Tal realidade não poderia ser diferente na área da saúde humana, mais especificamente no que concerne à tecnologia nela utilizada. O célere avanço tecnológico nas ciências tem proporcionado que o homem viva mais tempo. Contudo, ainda que haja progressos cada vez mais palpáveis nesse sentido, a finitude humana segue sendo um fato de difícil aceitação no meio científico, em seus mais diversos contextos. A morte se mantém como um obstáculo, uma equação não solucionada pela tão racional e científica humanidade.

Indubitavelmente, toda a ciência construída para aumentar a expectativa de vida humana contribuiu sobremaneira para a prática médica, mas a morte permanece um fato meramente adiado. Esse "adiamento", quando não é trabalhado de modo adequado, pode gerar uma trajetória de dor e sofrimento.

A obstinação tecnológico-científica por suplantar a morte pode esbarrar em grandes conflitos sobre o que é certo ou errado no que se refere à finitude humana, gerando dilemas éticos, morais e legais, sobretudo nas atividades dos profissionais da saúde, visto que hodiernamente estes ainda são academicamente formados para garantir a vida. Embora muito se tenha avançado nos últimos anos na formação desses profissionais para o processo de morte e morrer de sua clientela, seria ingênuo não reconhecer que esse processo ainda é incipiente.

Sumariamente, questionamentos relacionados à manutenção da vida e à definição da morte são cada vez mais plurais diante da complexificação crescente da sociedade atual, demandando um aprofundamento no entendimento dessas questões e em reflexões sobre elas. Para tal, a bioética se mostra uma poderosa ferramenta de interlocução entre os aspectos éticos, morais, legais e sociais envolvidos não apenas na finitude humana, mas também em outros pontos relacionados ao início e ao fim da vida.

Assim, este capítulo objetiva fornecer conhecimentos bioéticos basilares na busca por respostas às indagações acerca dos limites da ciência e das consequências de sua evolução para a humanidade nas diferentes fases da vida.

3.1 Introdução à bioética: conceitos e definições

O termo *bioética* deriva da junção dos étimos gregos *bio(s)*, que significa "vida", e *ethos* (ou *ethike*), cujo sentido está atrelado à ética e ao conhecimento dos valores humanos (Pessini, 2013; Lopes, 2014). A construção do conceito da bioética passou por diversos autores em diferentes períodos históricos. Nesta seção, abordaremos as ideias centrais de Fritz Jahr, Van Rensselaer Potter e André Hellegers, considerados os estudiosos que iniciaram o debate acerca da disciplina. Em adição, apresentaremos sumariamente alguns fatos cuja ocorrência, de alguma forma, foi relevante para o surgimento e a consolidação da bioética.

Em uma conferência realizada em 1997, Rolf Lother, professor da Universidade de Humboldt, mencionou o nome de Fritz Jahr, atribuindo a ele a origem do termo *BioEthik*. Em suas pesquisas, Lother encontrou um artigo de Jahr publicado na revista alemã

Kosmos em 1927, intitulado "Bioética: uma revisão do relacionamento ético dos humanos em relação aos animais e plantas". Nele, o autor – que era professor e pastor na Alemanha – propôs, na esteira das ideias defendidas por Kant, o imperativo bioético segundo o qual todo ser vivo deveria ser respeitado como princípio e fim em si mesmo e que deveria ser, na medida do possível, tratado como tal (Pessini, 2013; Lopes, 2014).

Jahr argumentava que, com os avanços da fisiologia e os desafios encontrados em uma sociedade cada vez mais plural, era necessário repensar as obrigações morais relacionadas não apenas aos seres humanos, mas a todas as formas de vida (Azevedo, 2010). A importância de seus estudos acerca da bioética foi ocultada pelo período conturbado que a Europa – sobretudo a Alemanha – vivenciava; desse modo, por várias décadas não foi considerado um estudioso da área até ser relembrado por Lother.

Outros autores podem ser considerados precursores da disciplina, como Albert Schweitzer e Aldo Leopold, mas foi Van Rensselaer Potter, um bioquímico e oncologista americano, aquele que foi qualificado por muitos o "pai da bioética". No artigo "Bioethics, the Science of Survival", de 1970, o autor utilizou o termo *bioethics* para nomear a disciplina cuja função seria, inicialmente, a de ponte entre as ciências e as humanidades, entre a biologia e a ética, entre o conhecimento e a sabedoria.

Em 1971, no livro *Bioethics: Bridge to the Future*, Potter discutiu a respeito dos possíveis impactos para a sobrevivência humana provocados pela dificuldade de interlocução entre a ciência biológica e a ciência humana, demonstrando interesse no estabelecimento de uma disciplina que viabilizasse a interação entre ser humano e meio ambiente. Essa preocupação, decorrente dos apontamentos de Aldo Leopold – a quem Potter dedicou o livro –, pode ser considerada precursora da ciência que atualmente é conhecida como *ecologia* (Azevedo, 2010; Pessini, 2013; Lopes, 2014).

Potter se ateve, prioritariamente, à discussão da interferência das novas tecnologias e da genética na sobrevivência humana. Ele defendia que a civilização deveria ocorrer de forma sustentável e pautada em um sistema de ética. Segundo Pessini (2013), em 1988, entretanto, Potter ampliou a abrangência da disciplina, conceituando-a não apenas como uma ponte entre a ciência biológica e a ética, mas incluindo outras ciências, tornando-a, assim, uma bioética global.

No final dos anos 1990, Potter propôs o conceito de bioética profunda, com o qual buscou explicar que o planeta era formado pelo entrelaçamento de grandes sistemas biológicos interdependentes. O centro desses sistemas, segundo o autor, era a vida, e não o homem em si; a este caberia apenas o papel de ser um elo nessa cadeia (Pessini, 2013). Para Azevedo (2010), essa definição questiona a visão antropocêntrica, aceita até então, de que o homem é o centro do universo e tudo ao seu redor se relaciona ou se subjuga ao poder dele.

Outro fator importante na obra de Potter é que ele avaliava como fundamentais a participação da religião e o consenso entre ela e a ciência para a sobrevivência da humanidade. Pessini (2013) ressalta que o bioquímico americano demonstrou em diversos de seus estudos uma preocupação recorrente com os riscos que uma superpopulação poderia representar e defendia que somente com a união dessas duas esferas (ciência e religião) seria possível estabelecer um contingente populacional adequado. Ele dizia que os teólogos e os filósofos do passado mantiveram a preocupação quanto à sobrevivência humana apenas no âmbito humano, desprezando a importância da ecologia e de comportamentos relacionados ao aumento da população. Sendo assim, achava imprescindível que as grandes religiões tomassem medidas no sentido de não se opor ao controle da fertilidade (Pessini, 2013). Pode-se afirmar que a bioética pensada por Potter se constitui uma disciplina voltada para a macrobioética, uma vez que envolve questões que vão além do aspecto tecnológico, relacionando-se com a vida como um todo, o que inclui a ecologia e a sobrevivência do homem e do planeta (Azevedo, 2010).

A paternidade da bioética, entretanto, não ficou restrita a Potter. André Hellegers, um médico obstetra holandês da Universidade de Georgetown, demonstrava preocupação com os avanços da tecnologia utilizada no âmbito médico e os conflitos éticos derivados desse progresso. Poucos meses após a publicação do livro de Potter, Hellegers nomeou uma instituição utilizando o termo *bioética*. Em decorrência das discussões promovidas entre ele e um grupo de médicos e teólogos, fundou o Joseph and Rose Kennedy Institute for the Study of Human Reproduction and Bioethics, que atualmente é conhecido como Instituto Kennedy de Ética (Azevedo, 2010; Pessini, 2013). Segundo Lopes (2014), o objetivo era propiciar o estudo dos avanços tecnológicos e médicos sob a ótica da filosofia moral.

Observava-se, nos anos 1970, que a bioética era vista sob duas perspectivas: de um lado, a macrobioética de Potter, que se preocupava com a sobrevivência da humanidade e do planeta, envolvendo questões relacionadas à ecologia e ao controle populacional; de outro, a microbioética de Hellegers, voltada para as possíveis consequências do avanço tecnológico nas ciências médicas (Azevedo, 2010; Pessini, 2013). Foi nesse contexto que o neologismo *bioética* passou a ser incorporado às enciclopédias e dicionários, e em 1974 o termo foi catalogado e implementado na Livraria do Congresso Americano (Lopes, 2014).

Nota-se, portanto, que a construção do conceito da bioética passou por vários estudiosos, que deram ênfases específicas à disciplina. Além de entender a perspectiva de cada autor, é conveniente estudar o contexto histórico em que a bioética surgiu para que haja uma compreensão mais adequada acerca da disciplina.

Após a Segunda Guerra Mundial, a população vivenciou várias consequências: mudanças nos âmbitos social, político e cultural; avanço da tecnologia; desenvolvimento científico; e progresso na medicina. No final da década de 1940, no Julgamento de Nuremberg, 20 médicos foram acusados de realizar experimentos em seres humanos de modo cruel e abusivo na Alemanha nazista. O acontecimento colocou à prova a neutralidade da pesquisa e a ética médica (Heck, 2005; Lopes, 2014).

Em decorrência desse fato, em 1947 foi criado o Código de Nuremberg, um marco relevante na história do surgimento da bioética, uma vez que determinou que a ciência, embora importante, não poderia ultrapassar a autonomia do homem. Lopes (2014) pontua que esse documento estipulou que o sujeito envolvido em uma pesquisa deveria consentir voluntariamente em sua participação. Outro passo significativo ocorrido nessa década foi a publicação da Declaração Universal dos Direitos do Homem, que fomentou a criação de movimentos em defesa dos direitos civis nos anos subsequentes.

A utilização do primeiro ventilador mecânico, ocorrida durante a epidemia de poliomielite na Europa entre 1952 e 1953 e a realização do primeiro transplante renal bem-sucedido em 1954 suscitaram questionamentos relacionados à manutenção da vida e à definição da morte. A descoberta da estrutura helicoidal do DNA – publicada em 1953 no artigo "The molecular structure of nucleic acids", de Watson e Crick – estimulou indagações sobre os limites da ciência e as consequências de sua evolução para a humanidade.

Nos anos 1960, a aprovação da primeira pílula anticoncepcional eficaz motivou discussões acerca do papel da mulher na sociedade e questionamentos de ordem religiosa. Foi a primeira vez que o sexo passou a ser visto como prática independente da procriação. Nessa movimentada década ainda aconteceram a primeira hemodiálise – que levou a um debate sobre quem decide quanto aos critérios para se incluir um paciente no tratamento – e o primeiro transplante cardíaco, que suscitou perguntas relacionadas à determinação do fim da vida (Heck, 2005; Lopes, 2014).

Esse contexto tumultuado de avanço científico estimulou a criação das primeiras comissões de ética, que tinham como objetivo mediar os conflitos éticos existentes nas pesquisas médicas, preconizando o respeito aos direitos humanos dos envolvidos nos estudos. Em 1968, a publicação do artigo "A definition of irreversible coma: Report of the ad hoc committee at Harvard Medical School to examine the definition of brain death", de Henry Beecher, fez emergir as definições de morte cerebral (Lopes, 2014).

No que concerne à construção do conceito da bioética, os anos 1970 se destacaram pelo estabelecimento dos princípios que norteiam essa área do saber, os quais serão abordados na seção seguinte. Essa década contou com a publicação de três grandes obras: *Relatório de Belmont*, que firmou três dos princípios éticos fundamentais nas pesquisas, a saber, autonomia, beneficência e justiça; *Encyclopedia of Bioethics*, obra fundamental para a área; e *Principles of Biomedical Ethics*, de Belchamp e Childress, que definiu o princípio da não maleficência (Lopes, 2014).

Indicações culturais

O filme indicado a seguir mostra a importância da bioética no âmbito da pesquisa clínica. Trata-se do relato do famoso "Caso Tuskegee", um estudo sobre a evolução da sífilis não tratada em indivíduos negros ocorrido nos Estados Unidos entre 1932 e 1972. Os participantes da pesquisa não sabiam que eram portadores da doença e que não estavam recebendo o tratamento adequado, acarretando a morte de vários deles ao longo dos anos.

COBAIAS. Direção: Joseph Sargent. EUA: HBO NYC Productions, 1997. 118 min.

O longa indicado a seguir oferece uma rica discussão acerca da liberdade do indivíduo sobre a própria vida e a própria morte. Ramon Sampedro, um marinheiro espanhol que fica tetraplégico após um mergulho, luta durante 28 anos para conseguir o direito na Justiça de terminar com seu sofrimento. Assistir a esse filme leva o espectador a questionar sobre diversos dilemas bioéticos: a liberdade do indivíduo, a prática da eutanásia, a sacralidade da vida e a morte com dignidade.

MAR ADENTRO. Direção: Alejandro Amenábar. Espanha: 20th Century Fox, 2004. 125 min.

> O filme aborda vários aspectos importantes no que tange à realização de pesquisas com seres humanos. A trama versa sobre a relevância do princípio da autonomia e do consentimento livre e esclarecido dos participantes de estudos clínicos e discute sobre os princípios da beneficência e da não maleficência, que são desconsiderados no uso de medicamentos experimentais sem comprovação de eficácia em seres humanos.
>
> O JARDINEIRO fiel. Direção: Fernando Meirelles. EUA: Universal Pictures do Brasil, 2005. 128 min.

3.2 Princípios da bioética

A publicação do *Relatório de Belmont* e da obra *Principles of Biomedical Ethics*, ambos na década de 1970, marcou o início da chamada *bioética principialista*, que se se fundamenta em quatro pilares: autonomia, beneficência, justiça e não maleficência. Esses princípios, contudo, não podem ser entendidos como um conjunto de regras ou normas, mas como orientações propostas aos mais diferentes profissionais para que haja reflexão acerca dos problemas advindos das novas biotecnologias.

Embora não solucionem todos os impasses, constituem-se ferramentas que auxiliam e norteiam o debate, simplificando o discernimento ético. Ressalta-se que não há hierarquia entre os princípios da bioética; assim, em situações em que estes se tornam conflituosos, o que deve prevalecer é a manutenção da dignidade humana (Campos; Oliveira, 2017).

3.2.1 Princípio da autonomia

O princípio da autonomia se refere à capacidade de cada indivíduo tomar as próprias decisões, fazer escolhas e se autogovernar. No contexto da bioética médica, o respeito à autonomia é fundamental e deve nortear a prática dos profissionais de saúde. Esse princípio estabelece que o paciente não apenas escolhe quem irá atendê-lo mas também determina se deseja ou não se submeter a determinada intervenção, medicação ou qualquer outro procedimento terapêutico sem qualquer interferência de ideias, credos e opiniões alheios. Permitir que ele exerça a liberdade de escolha implica respeito a sua dignidade, e a manutenção desta deve ser o foco do profissional da saúde (Campos; Oliveira, 2017).

Para que esse princípio seja exercido de forma adequada, é fundamental que o paciente receba informações acerca de seu diagnóstico, prognóstico e tratamento. Quanto mais esclarecido estiver, mais chance de tomar decisões bem-fundamentadas terá. Como bem afirma Wanssa (2011, p. 106): "Frente à necessidade de promover a autonomia do paciente, cabe ao médico prover a informação, assegurar a compreensão e garantir a livre adesão do mesmo ao tratamento proposto". Nesse contexto, o consentimento livre e esclarecido é crucial, pois, por meio dele, o sujeito expressa sua autorização para que o profissional aja sobre seu corpo, realizando procedimentos que poderão, de alguma forma, afetá-lo (Campos; Oliveira, 2017).

A validade do consentimento livre e esclarecido está diretamente vinculada à compreensão do paciente acerca do que está estabelecido no documento; ou seja, não basta que ele consiga lê-lo, é fundamental que o compreenda adequadamente. Sendo assim, a maneira como o profissional de saúde se comunica com a pessoa é essencial. A comunicação deve ser clara, com a utilização de um vocabulário compatível com o discernimento do usuário, e isenta de qualquer tentativa de coação; é necessário que o paciente esteja consciente dos riscos e benefícios de cada tratamento proposto e, então, opte pelo que considerar mais adequado para si (Campos; Oliveira, 2017).

Vale ressaltar que, em algumas situações, o usuário não é competente para tomar decisões – por exemplo, no caso de crianças e adolescentes e de pessoas portadoras de deficiências mentais. Nessas circunstâncias, a autorização para a realização de procedimentos é dada pelos responsáveis legais.

Outro aspecto que merece destaque é o fato de que o princípio da autonomia e a implementação do consentimento livre e esclarecido não retiram a responsabilidade do médico. Em verdade, a responsabilidade passa a ser compartilhada com o paciente, "deslocando-se a verticalidade impositiva e imperial do médico para a horizontalidade democrática na tomada de decisões sobre a saúde de cada indivíduo" (Drumond, 2001, p. 2).

3.2.2 Princípio da beneficência

O princípio da beneficência guarda relação com a benevolência e supõe que, ao fazer o bem a um indivíduo, o mal pode ser diminuído. Segundo Santos (2018, p. 73), ele "traduz a ideia de que a equipe de saúde deve ter como fim específico o bem-estar do paciente". Para Campos e Oliveira (2017), a beneficência pressupõe que os profissionais da saúde têm o dever de avaliar os benefícios e os riscos – tanto os individuais quanto os coletivos – de determinada prática, procurando alcançar o máximo de benefícios e reduzindo ao mínimo possíveis danos ao paciente.

Wanssa (2011) e Drumond (2001) assinalam que, diferentemente da medicina hipocrática – em que a beneficência era exercida de forma paternalista, ou seja, o médico definia as ações a serem tomadas sem consultar o paciente –, atualmente observa-se que a beneficência, embora fundamental na prática médica, não pode ser desempenhada de maneira integral. Ela esbarra no princípio da autonomia, em que o sujeito pode tomar decisões com relação à própria saúde, isto é, o médico tem o dever de avaliar quais as medidas de determinado tratamento são mais benéficas e oferecem condições de propiciar bem-estar ao indivíduo. Mesmo que sabidamente a referida medida possa oferecer ganhos, é o paciente quem tem de decidir se irá aceitá-la.

3.2.3 Princípio da não maleficência

O princípio da não maleficência é bastante controverso, uma vez que alguns autores, seguindo o que foi estabelecido no *Relatório de Belmont*, o consideram parte do princípio da beneficência; ou seja, ao fazer o bem, o indivíduo deixa de fazer o mal. Ao escolher uma ação que provoca mais benefícios, ele opta por não adotar uma prática prejudicial.

Outros estudiosos, porém, corroboram o pensamento de Beauchamp e Childress ao defender que a não maleficência é uma obrigação moral, ao passo que a beneficência exige que o indivíduo realize alguma ação para então provocar o bem. Como explica Wanssa (2011, p. 113): "Causar o mal ou danos a outro é moralmente proibido e, dessa maneira, a não maleficência torna-se ação possível em relação a todas as pessoas. Paralelamente, a moralidade não obriga a beneficência; portanto, sua manifestação é casual".

Assim, a não maleficência corresponde à obrigação de não provocar danos a outrem. Para Santos (2018), esse princípio estabelece que, em situações nas quais não é possível fazer o bem a um indivíduo, que ao menos o mal seja evitado. Nesse sentido, é obrigação do profissional de saúde não ocasionar danos e controlar consequências indesejáveis e previsíveis.

3.2.4 Princípio da justiça

Para Campos e Oliveira (2017, p. 22), a relevância do princípio da justiça no contexto da bioética médica está associada ao fato de que ele "reflete a consciência da cidadania e a luta pelo direito à saúde como sendo um direito que deve ser atribuído e assegurado a todo cidadão". Ainda de acordo com as autoras, esse princípio, assim como o da beneficência, visa ao bem, reconhecendo a dignidade humana e o direito à vida.

O princípio da justiça está intrinsecamente relacionado à aplicação da equidade, isto é, todo indivíduo deve ser tratado corretamente, e os recursos devem ser distribuídos de forma equilibrada e justa, de modo a atender o maior número de pessoas (Garcia, 2007; Gewehr, 2012).

Garcia (2007) salienta que, entre todos os princípios, o da justiça é o de mais difícil execução, pois sua aplicação depende da participação de instituições políticas, o que implica uma multiplicidade de atores envolvidos e ações necessárias a sua garantia.

3.3 Bioética e o final de vida

O reconhecimento da finitude humana é assunto de difícil aceitação nos mais diversos contextos, e isso não é diferente entre os profissionais da saúde. O avanço tecnológico-científico permitiu um aumento da expectativa de vida e o adiamento da morte de pacientes críticos que, antes, não tinham a possibilidade de se submeter aos tratamentos existentes em uma unidade de terapia intensiva (UTI). Embora as novas técnicas e os novos recursos tenham impactado de forma positiva a prática médica, a relação entre médico e paciente se tornou mais distante e a compreensão de vida e morte foi alterada (Maingué et al., 2020).

Ainda em muitas situações, a prática da obstinação terapêutica – ou seja, o uso de recursos para evitar a morte, mesmo que causando dor e sofrimento para o paciente – tem sido adotada em detrimento da assistência paliativa, acarretando custos financeiros elevados e sofrimento significativo a todos os envolvidos. De acordo com Maingué et al. (2020), essa conduta está ancorada em vários motivos: dificuldade de o profissional – que foi formado para salvar vidas – aceitar a morte como um processo natural; desconhecimento acerca das medidas paliativas; receio dos conflitos éticos; e resposta ao sofrimento provocado pela possibilidade da morte.

Gutierrez (2001) explica que o paciente terminal é aquele para quem não há mais expectativa de recuperação da saúde e a aproximação da morte parece ser inevitável. Seguindo esse mesmo raciocínio, Maingué et al. (2020) consideram que os cuidados relacionados ao paciente no fim da vida são os voltados para o indivíduo cujo prognóstico é limitado e que se encontra em fase avançada da doença.

É diante de um paciente nessas condições que o profissional de saúde, sobretudo aquele que atua em UTI, se depara com diferentes dilemas éticos que permeiam a tomada de decisões em sua prática profissional. Se, por um lado, a oferta de recursos, tecnologias e tratamentos à disposição o permite prolongar a vida do indivíduo, por outro, fica para esse profissional o questionamento acerca da eficácia das medidas terapêuticas disponíveis, uma vez que o sofrimento incutido em sua utilização não irá proporcionar a cura e não evitará, por muito tempo, a morte de um paciente com prognóstico limitado.

Nesse contexto, o profissional pode se indagar quanto à aplicabilidade dos princípios da bioética: Como agir de maneira beneficente, sem praticar a maleficência e respeitando a autonomia do paciente? Quando e como tomar uma decisão relacionada à interrupção de um tratamento? Em acréscimo, ele pode se perguntar acerca das possíveis consequências jurídicas de interromper uma medida terapêutica que está mantendo o paciente vivo; e, nesse sentido, o medo de um processo judicial, por exemplo, pode nortear a decisão.

No intuito de respaldar os médicos inseridos no âmbito do cuidado do paciente crítico, o Conselho Federal de Medicina (CFM, 2006) publicou a Resolução n. 1.805, de 9 de novembro de 2006, cujo conteúdo estabelece que o médico pode "limitar ou suspender procedimentos e tratamentos que prolonguem a vida do doente, em fase terminal, de enfermidade grave e incurável, respeitada a vontade da pessoa ou de seu representante legal". Ressalta-se que essa normativa assegura que os cuidados para alívio de dor e de outros sintomas devem ser mantidos, preservando-se a assistência integral ao paciente (CFM, 2006).

Outra regulamentação que auxilia o médico no cuidado ao paciente em fase de fim de vida é a Resolução n. 1.995, de 9 de agosto de 2012, do CFM (2012), que discorre sobre as diretivas antecipadas de vontade. Por meio delas, o paciente expressa previamente seu desejo de ser ou não submetido a determinados cuidados e tratamentos quando estiver incapacitado de se expressar.

Mesmo que haja uma incipiente legislação a respeito da conduta do profissional de saúde diante da iminência da morte de um paciente, tomar decisões nesse contexto não é tarefa fácil. O estabelecimento de critérios para a utilização de terapias de suporte à vida tem sido mais complicado à medida que a medicina avança e as tecnologias se aprimoram. Cabe, então, ao profissional de saúde "olhar para além das instituições, ampliar a noção do cuidado restrito a quatro paredes, enfim, tentar compreender as condições multifatoriais do processo saúde-doença" (Marengo; Flávio; Silva, 2009, p. 354).

Ao se deparar com a aproximação da morte de um paciente, que ocorrerá independentemente da técnica empregada, o profissional de saúde passa a se defrontar com outro questionamento: O que fazer quando nada mais pode ser feito? Silva e Mendonça (2011) discutem que, nesse momento, é comum que o médico se afaste do paciente, julgando sua prática desnecessária, uma vez que não será possível curá-lo ou prolongar sua vida sem que, para tanto, haja grande sofrimento. Entretanto, à luz da bioética, é justamente a aproximação do médico e o estreitamento do vínculo terapêutico que podem ser as principais ferramentas para que o paciente e sua família passem pelo processo de morte da melhor forma possível.

Para essas autoras, a comunicação entre o médico e o paciente, quando executada de forma clara e individualizada, está relacionada à prática dos princípios da beneficência e da autonomia. Ao permitir que o paciente tenha acesso à verdade acerca da proximidade de sua morte e que possa dialogar sobre isso, recebendo apoio e solidariedade, com o devido respeito a sua tomada de decisões, o profissional estará agindo de maneira a provocar o bem, além de respeitar a dignidade humana da pessoa como sujeito autônomo. Em contrapartida, privá-lo do diálogo e da verdade pode não apenas parecer que a beneficência não está sendo colocada em prática, mas também significar a execução da maleficência, uma vez que o paciente estará solitário e sem acesso a informações que poderiam ser importantes para a tomada de decisão no fim de sua vida (Silva; Mendonça, 2011).

> **Para saber mais**
>
> A Sociedade Brasileira de Bioética (SBB) oferece em seu *site* diversas publicações sobre os mais variados temas relacionados à bioética. Esse conteúdo está disponível no seguinte endereço eletrônico:
>
> SBB – Sociedade Brasileira de Bioética. Disponível em: <http://www.sbbioetica.org.br/>. Acesso em: 6 jul. 2022.

3.4 Bioética e interrupção da vida

Como já enunciamos, falar sobre o fim da vida é uma tarefa árdua, que provoca diversos questionamentos sob diferentes perspectivas para as quais ainda não existe – e talvez nunca haja – consenso. Como pondera Kovács (2003, p. 199), "podemos observar que existe uma pluralidade de respostas possíveis e que vários pontos de vista devem ser considerados, não se tratando de um relativismo sem limites".

A autora avalia que, entre os inúmeros impasses atrelados ao fim de vida, destacam-se: a liberdade de o sujeito planejar a própria morte; o papel do profissional de saúde e a decisão de atender ou não a um pedido para morrer de um paciente cujo sofrimento é intolerável; e a interrupção de condutas terapêuticas ineficazes e responsáveis pelo aumento do sofrimento no paciente (Kovács, 2003).

Para Rego, Palácios e Siqueira-Batista (2009), os debates acerca do fim da vida voltam-se prioritariamente aos questionamentos referentes aos princípios morais da sacralidade da vida e da autonomia do indivíduo. De um lado, há a moralidade baseada no conceito de que a vida é um bem concedido por uma divindade e que, portanto, tem conotação de sagrada e intocável. A ótica da sacralidade da vida considera que é um privilégio estar vivo e que a vida deve ser mantida independentemente das condições em que ela se apresente. Nessa perspectiva, fica o homem vedado de extingui-la, mesmo diante de uma justificativa humanitária – como no caso de aliviar sofrimento intenso. A sacralidade em si já desperta questionamentos importantes, como exploram Rego, Palácios e Siqueira-Batista (2009): Se a vida é um bem que deve ser preservado, justificam-se as medidas adotadas para mantê-la a qualquer custo, tal como ocorre na distanásia? E o que determina que apenas a vida humana (e não a de todos os seres vivos) seja considerada sagrada?

Do outro lado do debate, encontra-se o princípio da autonomia, que, conforme já aludimos, preconiza que a vida pertence ao indivíduo e que este pode governá-la, fazendo escolhas e tomando decisões de forma autônoma, sem interferências externas. Como esclarecem Rego, Palácios e Siqueira-Batista (2009, p. 98), "podemos definir como autônomo o indivíduo que age livremente de acordo com um plano escolhido por ele mesmo, da mesma forma que um governo independente administra seu território e define suas políticas". Ora, mas se o sujeito é livre para fazer escolhas e governar a própria vida, pode ele também deliberar livremente sobre como deve ser sua morte?

Todos esses questionamentos, advindos de perspectivas diferentes e permeados por conceitos tão diversos, tornam a tarefa de falar sobre a interrupção da vida algo complexo e polêmico no âmbito da bioética. Mas, antes de iniciar a explanação referente aos meios para se interromper a vida, outra discussão se faz necessária: a definição de morte. Quando um indivíduo pode ser considerado morto? Quem define esse momento?

Sobre o assunto, Kovács (2003) ressalta que, embora o conceito de morte possa ter diferentes *nuances* – a depender dos prismas culturais e religiosos de cada sociedade –, os critérios para estabelecê-la devem ser claros. Nessa perspectiva, o que é aceito atualmente em grande parte dos países para atestar a morte de um indivíduo é a chamada *morte encefálica*. Ela se define como sendo a perda total e irreversível das funções cerebrais, sem as quais o indivíduo não sobrevive – mesmo que outros sistemas do corpo ainda funcionem por algum tempo. Veatch (2014) complementa esse conceito explicando que se o cérebro é o órgão que integra todas as funções corporais e entre o organismo e o ambiente; logo, é apenas a partir da interrupção irreversível de seu funcionamento (e de todas as estruturas componentes do encéfalo) que a morte pode ser decretada.

Depois dessa breve discussão acerca dos impasses e dos princípios bioéticos encontrados no período de fim da vida e da apresentação da definição de morte de acordo com os parâmetros aceitos atualmente, detalharemos os temas da eutanásia, suicídio assistido, distanásia, ortotanásia e mistanásia.

3.4.1 Eutanásia

Do grego *eu* ("bom") e *thanatos* ("morte"), a eutanásia tinha na Antiguidade o significado de "boa morte", aquela provocada piedosamente para eliminar a dor e o sofrimento do indivíduo sem possibilidade de recuperação – de uma doença ou de um ferimento (Kovács, 2003). No século XX, no entanto, ela deixou de ser entendida assim e adquiriu o rótulo de uma prática brutal e desumana graças aos abusos cometidos durante a Segunda Guerra Mundial, em que judeus, negros e ciganos foram mortos sob a justificativa de que eram vidas que não valiam a pena serem mantidas. Anos mais tarde, o desenvolvimento de novas técnicas de prolongamento da vida, o surgimento da bioética, a preocupação com o envelhecimento da população e a legalização da eutanásia em alguns países fizeram reemergir a discussão acerca dessa prática e de *como* e *se* ela poderia ser implementada (Siqueira-Batista; Schramm, 2005).

A eutanásia atualmente corresponde ao emprego de técnicas e recursos que provocam ou apressam a morte de um indivíduo com doença incurável a fim de eliminar sua dor e sofrimento. Ressalta-se que, para ser considerada como tal, é preciso que o paciente, voluntária e explicitamente, solicite que o procedimento seja realizado (Siqueira-Batista; Schramm, 2005).

Esses autores ressaltam que existem dificuldades na definição da eutanásia, pois vários termos estão atrelados a ela e necessitam de esclarecimento. Ela pode ser classificada quanto ao ato em si e quanto ao consentimento daquele que será submetido a ela. **Quanto ao ato em si**, pode ser:

- **Eutanásia ativa**: É o ato de provocar deliberadamente a morte do paciente, com fins humanitários.
- **Eutanásia passiva**: Ocorre quando uma medida terapêutica que favoreceria o prolongamento da vida do paciente deixa de ser implementada propositalmente.
- **Eutanásia de duplo-efeito**: É aquela em que a morte ocorre como consequência de uma medida terapêutica que não tinha como propósito inicial provocar o óbito do paciente.

Quanto ao consentimento do paciente, a eutanásia pode ser classificada como:

- **Voluntária**: Realizada com o consentimento expresso pelo paciente.
- **Involuntária**: Realizada contra a vontade do paciente, o que se caracteriza como homicídio.
- **Não voluntária**: Realizada sem que se saiba a real vontade do paciente.

Aqueles que se opõem à prática da eutanásia argumentam que é necessário pensar sobre alguns aspectos relacionados a ela, como: a idoneidade moral daquele que irá exercê-la; a dificuldade de definir o que é sofrimento; a possibilidade de o indivíduo mudar de ideia e não conseguir expressá-la; e o fato de a vida ser um bem irrenunciável. Por sua vez, entre os que defendem o apressamento da morte, são apontados como argumentos: o intenso e prolongado sofrimento advindo dos tratamentos de manutenção da vida, já sem qualidade e sem dignidade; a dificuldade de o indivíduo e seus familiares se depararem com as limitações no corpo impostas pela doença; a solidão e o abandono; e a ausência de respeito pelo desejo de morrer. Nesse debate, nota-se, portanto, o confronto entre os princípios da autonomia e da sacralidade da vida (Kovács, 2003).

Vários questionamentos podem ser levantados quando se discute acerca da legalização da eutanásia: Ao se permitir a sua realização, é possível que os profissionais deixem de buscar outras alternativas para amenizar o sofrimento daquele que está no fim da vida? Como garantir que a eutanásia não será aplicada para fins de eugenia e destinada prioritariamente àqueles incapacitados, como idosos e doentes mentais?

Na Holanda, país em que a eutanásia é um procedimento legal, são tomadas medidas para assegurar que sua execução esteja sendo adequada: no que tange ao paciente, ele deve ser adulto, mentalmente competente, reafirmar diversas vezes seu pedido e estar em sofrimento intolerável; quanto ao médico, este deve consultar a opinião de um colega que não esteja envolvido diretamente no caso, e dois médicos devem atestar que o quadro é irreversível, e a dor, intolerável. Estes parecem ser critérios bem estabelecidos; no entanto, abrem novos questionamentos acerca do que é um indivíduo mentalmente capaz e de como mensurar o sofrimento, atribuindo-lhe o caráter de intolerável (Kovács, 2003).

3.4.2 Suicídio assistido

O suicídio assistido implica a ação do indivíduo que o solicitou, isto é, é o paciente quem realiza o ato de provocar a própria morte, embora demande auxílio de outro sujeito. Essa prática difere, portanto, da eutanásia – na qual a ação que levará à morte é cometida por outra pessoa – e do suicídio em si, cuja realização não depende de ajuda (Kovács, 2003). Siqueira-Batista e Schramm (2005) acrescentam que, diferentemente da eutanásia, no suicídio assistido, o paciente está sempre consciente, de modo que consegue expressar sua solicitação para morrer.

A expressão *suicídio assistido* veio à tona em 1990, quando o médico americano Jack Kerkovian relatou sobre a ajuda no suicídio de uma paciente que sofria de profunda solidão decorrente de sua condição clínica (doença de Alzheimer). Esse profissional auxiliou a morte de 92 pessoas e foi condenado à prisão por assassinato e uso de substâncias ilícitas. A discussão envolvendo sua prática se tornou bastante intensa nos Estados Unidos: para alguns, ele permitia que o paciente tivesse uma morte digna, sem sofrimento e devidamente planejada, com total respeito à autonomia do sujeito; para outros, no entanto, a atuação de Kerkovian se configurava como assassinato e quebra do princípio de sacralidade da vida (Kovács, 2003).

Assim como na eutanásia, vários são os questionamentos que circundam o conceito de suicídio assistido. Oliveira (2012), ao revisitar as obras de Beauchamp e Childress, expõe que talvez seja necessária uma revisão da legislação e da ética médica para se discutir acerca das variáveis envolvidas na prática do suicídio medicamente assistido. O autor indaga que, se o paciente pode se recusar a receber tratamentos médicos fúteis (o que o levará à morte), por que ele não tem o direito (moral e legal) de solicitar a cooperação de profissionais para auxiliá-lo no processo de morrer?

Esse dilema parece estabelecer que, de um lado, existe o respeito pela autonomia do indivíduo, permitindo que ele abandone determinadas práticas terapêuticas que não são eficazes e que estejam provocando mais sofrimento; de outro, sua autonomia parece ser desconsiderada ao negar ao paciente o direito de planejar, em conjunto com os profissionais que o assistem, a própria morte e terminar com o sofrimento ao qual está exposto sem que haja perspectiva de melhora.

Essa discussão caminha pelo território de dois conceitos moralmente confusos: o de deixar morrer e o de matar. O primeiro parece se justificar quando da recusa de um tratamento, uma vez que a consequente morte do paciente não virá acompanhada da prática ativa de outro indivíduo. Matar, no entanto, guarda conotação de violência e é um ato considerado errado, criminoso. No âmbito do suicídio assistido, o que se questiona é se, ao auxiliar o paciente em seu processo de morrer no intuito de aliviar o sofrimento irreversível, o profissional de saúde estará cometendo um assassinato ou se, em vez disso, estará permitindo uma morte digna ao indivíduo, atendendo a seus interesses e preferências (Oliveira, 2012).

Outra preocupação relacionada à prática do suicídio assistido é o chamado *argumento da ladeira escorregadia* (*slipperty-slope argument*). A autorização do procedimento poderia levar a um aumento de casos em que ele seria realizado sob justificativas duvidosas – por exemplo, a redução de custos financeiros para as famílias e as instituições. De outra perspectiva, a proibição de sua legalização pode intensificar o receio de que o processo de morrer seja permeado de grande sofrimento e prolongado desnecessariamente (Oliveira, 2012).

Percebe-se que os debates quanto ao suicídio assistido ainda estão longe de ter fim e que inúmeras questões são levantadas quando esse tema é abordado: O paciente tem o direito de escolher como será sua morte? O médico pode auxiliá-lo nesse processo, criando condições para que ele antecipe sua morte e acabe com o sofrimento? Quais são os critérios para validar um pedido para morrer? A legalização dessa prática pode ser justificada, apesar do medo inerente a suas possíveis consequências? Essas são apenas algumas das perguntas comuns entre os bioeticistas e que podem aprofundar a reflexão acerca do suicídio assistido.

3.4.3 Distanásia

A distanásia pode ser compreendida como a aplicação ou a manutenção de recursos, técnicas e tratamentos invasivos destinados a manter vivo um paciente que já não tem possibilidade de recuperação. Embora o intuito seja o de salvar a vida dele, o que se observa é que, na verdade, essa prática consiste no prolongamento exagerado e desnecessário do processo de morrer, conferindo-lhe mais sofrimento, angústia e ansiedade. Na Europa, utiliza-se a expressão *obstinação terapêutica* como sinônimo de *distanásia*, e nos Estados Unidos, em geral, é conhecida como *medical futility* (futilidade médica) (Pessini, 1996; Kovács, 2003).

Verifica-se que a distanásia está diretamente associada ao avanço tecnológico-científico que, embora tenha viabilizado diagnósticos mais eficientes e tratamentos mais adequados a diversas patologias, promovendo o aumento da expectativa de vida, também provocou o distanciamento da relação entre médico e paciente e a concepção entre os profissionais de saúde de que a morte é um grande problema e sinônimo de *fracasso*. Essa dificuldade em lidar com a finitude humana e a consequente obstinação por salvar a vida, mesmo que esta já não tenha mais qualquer qualidade razoável, tornaram, como diz Pessini (1996), "nosso morrer mais problemático; difícil de prever, mais difícil ainda de lidar, fonte de complicados dilemas éticos e escolhas dificílimas, geradoras de angústia, ambivalência e incertezas".

Entre as principais questões relacionadas à distanásia, figuram: Até quando uma vida deve ser prolongada (ou a morte adiada) em uma situação em que não há chance de cura ou de melhora? Quem decide quando e quais tratamentos devem ser interrompidos? Como distinguir tratamentos ordinários (aqueles tidos como essenciais para o alívio e o controle de sintomas) dos que são extraordinários ou fúteis (que apenas provocam mais sofrimento e não têm a capacidade de restaurar a vida do enfermo)? O que deve prevalecer na tomada de decisão dos profissionais: a sacralidade ou a qualidade da vida? É correto uma pessoa estar viva sem ter vida?

Pessini (1996) discute que talvez seja necessária uma compreensão diferente entre os profissionais da medicina acerca da morte. Em vez de entendê-la como uma falha, um fracasso, deveriam incluí-la entre seus objetivos profissionais, podendo torná-la digna, humanizada e aceitável tal como ela é, ou seja, parte do ciclo da vida. Para a transformação do entendimento do processo de morte e do morrer, outras perguntas precisam ser respondidas, como: Durante sua formação, o médico é capacitado para lidar com a morte, compreendendo-a como um processo natural e esperado da vida? Existem diretrizes claras e específicas que auxiliem o profissional a avaliar se o paciente está mesmo em um quadro irreversível?

Além de todos esses questionamentos relativos ao sofrimento do paciente, às expectativas dos profissionais de saúde quanto à manutenção da vida e à dificuldade de aceitação da morte, Kovács (2003) levanta outro ponto relacionado à prática da distanásia: o fator econômico. O alto custo financeiro de procedimentos e tratamentos destinados a um paciente cujo quadro é comprovadamente irreversível está provocando benefícios a quem? A importância dada ao faturamento de empresas de saúde e hospitais deve se sobrepor à qualidade de vida (e de morte) daquele que está submetido a uma situação de intenso sofrimento? Ao tentar salvar uma vida que praticamente já não existe, estariam os profissionais de saúde privando outros indivíduos de terem acesso a seus serviços, caracterizando, assim, uma distribuição injusta de recursos?

Todos esses dilemas éticos e morais estão envolvidos quando se reflete sobre a vida e a morte. Eles podem causar desconforto àqueles que, ansiosamente, desejam encontrar uma solução mágica, uma cartilha simples e objetiva que ofereça respostas capazes de dirimir qualquer dúvida relacionada a esse assunto. Contudo, esse material fantástico não existe, e cabe a cada profissional, a cada instituição, a cada familiar, enfim, a cada ator envolvido no processo de morte de um indivíduo a discussão sobre o que é mais benéfico àquele que sofre e o que tem provocado mais prejuízos à qualidade de vida dele.

> **Para saber mais**
>
> Para saber mais sobre distanásia, recomendamos a leitura dos materiais produzidos pelo bioeticista brasileiro Léo Pessini. Destacamos, em especial, a obra indicada a seguir:
>
> PESSINI, L. **Distanásia**: até quando prolongar a vida? São Paulo: Loyola, 2001.

3.4.4 Ortotanásia

Contrapondo-se à distanásia, a ortotanásia – do grego *orto* ("correto", "certo") e *thanatos* ("morte") – se refere ao conjunto de atividades que levam o sujeito em condição de terminalidade à morte em tempo adequado, sem interferências capazes de adiá-la desnecessariamente ou de acelerá-la de modo deliberado (Felix et al., 2013).

No que tange ao não prolongamento de uma vida sem expectativa de cura ou de melhora em sua qualidade, a ortotanásia prevê a suspensão de procedimentos invasivos que não oferecem benefícios, mas, ao contrário, provocam sofrimentos adicionais ao enfermo. Nesse sentido, considera-se que a prática da ortotanásia está relacionada ao princípio bioético da não maleficência (Kovács, 2003).

Já no que se refere ao apressamento da morte, a ortotanásia se diferencia da eutanásia passiva, uma vez que a primeira permite que a morte aconteça em seu tempo em decorrência do agravamento de uma doença; a segunda, por sua vez, abrevia a vida sem que, necessariamente, a patologia da qual o indivíduo padece já esteja em fase terminal (Sanchez y Sanches; Seidl, 2013).

A ortotanásia também se orienta pelo direito à morte digna que, conforme explicam Felix et al. (2013, p. 2734), "diz respeito a uma morte natural, com humanização, sem que haja o prolongamento da vida e do sofrimento, através da instituição de intervenções fúteis ou inúteis". No âmbito da ortotanásia, humanização do processo de morrer, direito de escolha do paciente e dignidade humana remetem, obrigatoriamente, a cuidados paliativos, o que demonstra que esses dois conceitos estão intrinsecamente relacionados.

Os cuidados paliativos são o conjunto de práticas capazes de aliviar a dor e outros sintomas sem, no entanto, antecipar a morte ou prolongar a vida desnecessariamente (Paiva; Almeida Júnior; Damásio, 2014). Configuram-se, aparentemente, como uma proposta de cuidados que ficam entre a eutanásia e a distanásia. Nesse sentido, Kovács (2003, p. 116) ressalta que "o movimento dos cuidados paliativos trouxe de volta, no século XX, a possibilidade de re-humanização do morrer, opondo-se à ideia da morte como o inimigo a ser combatido a todo custo".

Por outro lado, essa mesma autora empreende uma discussão acerca da validade dos cuidados paliativos como alternativa à prática da eutanásia e da distanásia. Embora o âmago dos cuidados paliativos esteja relacionado à qualidade de vida daqueles que se encontram em uma condição terminal da doença, proporcionando-lhes a autonomia necessária para gerenciar a etapa de fim da vida, não oferecem a possibilidade de discussão sobre o direito de morrer. Além disso, os programas não estão acessíveis a todos aqueles que deles necessitam, principalmente em países como o Brasil, onde a distribuição dos recursos de saúde não acontece de modo igualitário. Sendo assim, Kovács (2003) afirma que os cuidados paliativos não são a única resposta para garantir a "boa morte" e propõe que os pedidos para morrer de pacientes terminais, bem como outras questões relacionadas à morte e ao fim da vida, sejam mais discutidos e debatidos pela sociedade.

3.4.5 Mistanásia

A mistanásia é um conceito relativamente recente e ainda pouco abordado na comunidade científica. Ele surgiu no final da década de 1990 com o intuito de delimitar de forma mais adequada aquilo que até então era nomeado como *eutanásia social*. Conceitualmente, a eutanásia antecipa a morte com o propósito de aliviar o sofrimento do indivíduo, tendo, portanto, um caráter piedoso. A mistanásia, contudo, refere-se à morte abandonada, antes de seu tempo certo, cercada por grande descaso e sofrimento, configurando-se como uma das piores formas em que o processo de morrer pode acontecer (Mendonça; Silva, 2014).

Para Vieira (2010, p. 63), a mistanásia consiste na "morte miserável, morte antecipada de uma pessoa, resultante da maldade humana (mistanásia ativa) ou da má prática médica (mistanásia passiva ou omissiva)". O autor nomeia como *mistanásia ativa* aquela em que o indivíduo é submetido a pesquisas ou a experiências indevidas ou, ainda, a genocídios. Como exemplo, têm-se o Holocausto e o genocídio ocorrido no Camboja provocado pelo ditador Pol Pot. A mistanásia passiva, por sua vez, refere-se à dificuldade de o indivíduo conseguir preservar sua saúde de forma adequada, seja por falta de acesso a tratamentos médicos, seja pela carência de condições para que o tratamento correto lhe seja ofertado. Nesse viés – tanto por negligência quanto por imprudência ou imperícia no atendimento – ocorre a antecipação da morte ou o prolongamento de uma vida permeada de sofrimentos evitáveis. Pessoas doentes, deficientes ou debilitadas, excluídas social e economicamente, são, segundo o autor, os agentes passivos desse processo (Vieira, 2010).

Siqueira-Batista e Schramm (2005) elencam alguns fatores que mantêm relação com a mistanásia: dificuldade de acesso às condições essenciais para a vida; omissão de socorro àqueles doentes menos favorecidos, à margem da sociedade; erros médicos; e, por fim, eliminação de indivíduos indesejados em determinada sociedade (como o que ocorreu durante a Segunda Guerra Mundial). Para esses autores, o fato de tantas circunstâncias tão diferentes estarem vinculadas à mistanásia torna sua definição um problema complexo de ser solucionado.

Kovács (2003) discute a mistanásia como consequência da prática frequente da distanásia. O uso excessivo de recursos destinados àqueles cuja vida já não é mais passível de recuperação dificulta o acesso ao sistema de saúde de indivíduos que necessitam de assistência médica, acelerando ou tornando mais árduo seu processo de morte. É possível considerar que a mistanásia é uma prática que se opõe ao princípio bioético da justiça, uma vez que, nitidamente, nas situações mencionadas, não ocorre equidade na distribuição de recursos de saúde.

3.5 Bioética e envelhecimento humano

No Brasil, o Estatuto do Idoso – Lei. n. 10.741, de 1º de outubro de 2003 (Brasil, 2003) – considera idoso o indivíduo a partir de 60 anos de idade. Costa (2005) ressalta que esse critério etário é arbitrário e seu uso não tem fundamentação científica, uma vez que a velhice não pode ser determinada para todos igualmente.

Trata-se de um processo que ocorre ao longo do tempo e contempla outras variáveis que não apenas a idade e os fatores biológicos imediatos. Nesse sentido, o autor pondera que "convém entender que nem sempre a idade cronológica de duas pessoas corresponde a uma mesma idade biológica" (Costa, 2005, p. 280).

O avanço tecnológico-científico ocorrido a partir da segunda metade do século XX propiciou o aumento da expectativa de vida na população, pois a medicina pôde, desde então, realizar diagnósticos mais precisos, propor tratamentos mais eficazes e prevenir patologias comuns às pessoas mais velhas. Contudo, os benefícios provocados por toda essa evolução não permaneceram sozinhos. Se, inicialmente, a preocupação era a de como aumentar a expectativa de vida, agora a inquietação recai sobre como cuidar com qualidade da população envelhecida (Tavares; Pires; Simões, 2011; Keske; Santos, 2019).

Considerando-se que o número de idosos aumentou e que esse público, já envelhecido, está tendo um tempo de vida ainda maior, algumas questões relacionadas ao cuidado dedicado a essa população são fundamentais e carecem de discussões nas mais variadas áreas do conhecimento. Costa (2005) aponta que, entre as abordagens da bioética clínica relativas ao envelhecimento, as que têm sido mais debatidas concernem: à relação entre os profissionais de saúde e os idosos; às pesquisas envolvendo essa população; à tomada de decisões na terceira idade; e à dignidade no processo de morrer. Agich (2011) reforça a importância de se debater acerca da tomada de decisões na velhice e acrescenta a distribuição de recursos médicos como um elemento a ser observado atentamente.

Parece existir na sociedade uma espécie de constructo acerca do envelhecimento que pressupõe que esse processo acarreta, obrigatoriamente, dependência de terceiros, limitações cognitivas, doenças e incapacidade de gerir a própria vida. No entanto, como esclarece Costa (2005, p. 287), embora seja comum um "declínio insidioso e gradual das capacidades sistêmicas e orgânicas", nem sempre a velhice é acompanhada de todas essas características limitantes.

Essa concepção errônea contribui para que o idoso que necessite de atendimento em saúde encontre uma postura paternalista dos profissionais, que tendem a infantilizá-lo e a agir a despeito de sua vontade e potencialidade de fazer as próprias escolhas. Estabelece-se, nesse contexto, uma relação assimétrica, em que o profissional é detentor do conhecimento técnico e o paciente, em sua fragilidade, fica à mercê das decisões que a ele forem impostas. Para alterar esse quadro, observa-se a importância de o cuidado ser centrado no paciente, de modo que a relação entre ele e o profissional de saúde se equalize, que sua condição de vulnerabilidade seja diminuída, e sua dignidade, preservada (Paranhos; Albuquerque; Garrafa, 2017).

Diante disso, faz-se mister, no âmbito da bioética, discutir sobre a autonomia do idoso nas mais diferentes facetas. Como explicam Tavares, Pires e Simões (2011, p. 332), ela "caracteriza-se pela competência humana em dar leis a si próprio ou pela capacidade de uma pessoa ou coletividade determinar leis pelas quais se regem". Trata-se do princípio bioético que aborda a capacidade de o indivíduo fazer escolhas, governar-se e tomar decisões acerca da própria vida sem quaisquer interferências externas ou coação.

Cardoso et al. (2019) assinalam que a perda da autonomia é um problema que afeta os idosos e, além destes, a maior parte das pessoas hospitalizadas. A adaptação ao ambiente hospitalar, a imobilidade exigida durante uma internação, bem como o isolamento social característico nesse contexto, são fatores que contribuem para o aumento da dependência e a consequente restrição da autonomia.

É nesse momento de fragilidade que a tomada de decisões por parte do idoso deve ser respeitada e até incentivada pelos profissionais de saúde. E de que forma eles podem contribuir para que essa autonomia seja garantida? Segundo Cardoso et al. (2019, p. 597), a promoção da autonomia está condicionada à importância que a equipe atribui à "comunicação com esse paciente vulnerabilizado pela doença e hospitalização, escutando suas inquietações e dúvidas a fim de oferecer informações claras e objetivas para que ele e sua família entendam os procedimentos e as regras da instituição".

O processo de comunicação com o objetivo de promover a autonomia do idoso inclui, necessariamente, o consentimento livre e esclarecido do paciente. Informá-lo quanto a sua doença e aos tratamentos pensados pela equipe, ou mesmo orientá-lo acerca da proximidade da morte, além de ser um dever do profissional e um direito do paciente, constituem-se um ato de humanização. Isso porque o esclarecimento de dúvidas e a apropriação de conhecimento sobre o que de fato está acontecendo e o que está por vir são medidas que podem trazer conforto e permitir que o paciente tome decisões importantes no fim de sua vida.

Essas decisões não são apenas relacionadas à continuidade ou à interrupção do tratamento, mas também vinculadas a aspectos familiares, religiosos, financeiros e sociais. Conforme explicam Tavares, Pires e Simões (2011 p. 345), "a aplicação prática do princípio da autonomia consiste na promoção de autonomia aos idosos por parte dos profissionais de saúde, ou seja, devem fornecer-lhes informação necessária para auxiliá-los a agir segundo as suas crenças e valores, para tomarem a decisão mais adequada".

Ainda no que se refere à comunicação como uma medida de promoção da autonomia do paciente idoso, Silva e Mendonça (2011, p. 25) esclarecem que o diálogo "não só representa respeito à dignidade do paciente, mas também significa o reconhecimento da autonomia, da liberdade do sujeito que se afirma sobre a fragilidade que a doença e a morte testemunham". Para essas autoras, a relação terapêutica estabelecida entre o médico e o idoso em fase de fim da vida ultrapassa os limites biológicos e ganha uma dimensão maior, permitindo que o paciente mantenha o diálogo necessário nesse momento de fragilidade e, por conseguinte, tome decisões de maneira fundamentada.

Embora pareça tarefa relativamente simples a de informar e esclarecer o paciente sobre sua condição de saúde, Tavares, Pires e Simões (2011) comentam sobre a obrigatoriedade de os profissionais de saúde se certificarem da capacidade de compreensão do idoso. Tendo em vista que esta pode estar prejudicada por questões relativas à história de vida, bem como vinculada a uma precária ou mesmo deficitária alfabetização em decorrência de limitações de funções sensoriais, é preciso que os profissionais desenvolvam habilidades de comunicação adequadas e compatíveis às exigências de cada contexto.

Outro aspecto fundamental sobre a conduta dos profissionais de saúde na garantia da autonomia do idoso diz respeito à possibilidade de este preferir não receber informações sobre o estado em que se encontra. Mesmo que a prática médica sob a ótica da bioética deva estar alicerçada no dever de dizer a verdade ao paciente, respeitando sua dignidade humana e sua autonomia como sujeito ativo no seu processo de saúde-doença, a recusa da informação acerca de seu diagnóstico e prognóstico deve ser respeitada (Tavares; Pires; Simões, 2011).

Observa-se, portanto, que a garantia da autonomia dos pacientes idosos, sobretudo daqueles hospitalizados e em condição de terminalidade, está vinculada à conduta do profissional de saúde. A maneira como esse profissional estabelece a comunicação com os pacientes, a forma como se desenvolve a relação terapêutica e a atenção que é destinada a eles nessa condição de vulnerabilidade e fragilidade são fatores que contribuem de modo significativo para que exerçam sua autonomia, tomem as decisões pertinentes a seu tratamento e caminhem pelo período de fim da vida da maneira que julgarem mais apropriada e digna.

Síntese

Neste capítulo, explicamos que o surgimento da bioética teve como principais estudiosos Fritz Jahr, Van Rensselaer Potter e André Hellegers, e vários fatos ocorridos após a Segunda Guerra Mundial contribuíram para a consolidação de tal conceito. Destacamos também que a bioética principialista está fundamentada em quatro pilares: princípio da autonomia, princípio da beneficência, princípio da não maleficência e princípio da justiça.

Ainda, verificamos que as questões inerentes ao fim da vida provocam debates acerca dos conceitos de eutanásia, distanásia, ortotanásia e mistanásia. Por fim, mostramos que a aplicabilidade dos princípios bioéticos no envelhecimento está relacionada à conduta dos profissionais de saúde que assistem os pacientes idosos.

Questões para revisão

1. Considerado o pai da bioética por muitos estudiosos da área, defendia que essa disciplina deveria se ocupar não apenas dos avanços tecnológicos, mas de questões que se relacionam à vida como um todo, envolvendo a ecologia e a sobrevivência do planeta. Essa descrição corresponde a:
   a) Fritz Jahr.
   b) Van Rensselaer Potter.
   c) Aldo Leopold.
   d) André Hellegers.
   e) Albert Schweitzer.

2. A bioética principialista está fundamentada em quatro grandes pilares, enumerados a seguir. Relacione-os corretamente às respectivas descrições:
   (1) Princípio da beneficência
   (2) Princípio da não maleficência
   (3) Princípio da autonomia
   (4) Princípio da justiça
   ( ) Refere-se à capacidade de cada indivíduo tomar as próprias decisões, fazer escolhas e se autogovernar.
   ( ) Guarda relação com a benevolência e supõe que, ao fazer o bem a um indivíduo, o mal pode ser diminuído.
   ( ) Trata-se de um princípio bastante controverso, mas alguns autores o consideram como a obrigação de não provocar danos a outrem.
   ( ) Estabelece que os recursos devem ser distribuídos de forma equilibrada e justa, de modo a atender o maior número de pessoas possível.

Agora, assinale a alternativa que contém a ordem correta de preenchimento dos parênteses, de cima para baixo:

a) 3 – 2 – 1 – 4.
b) 4 – 3 – 2 – 1.
c) 3 – 1 – 2 – 4.
d) 2 – 4 – 1 – 2.
e) 1 – 3 – 4 – 2.

3. A eutanásia é o emprego de técnicas e recursos que provocam ou apressam a morte de um indivíduo com doença incurável a fim de eliminar sua dor e seu sofrimento. Marque verdadeiro (V) ou falso (F) nas afirmações a seguir sobre as classificações referentes à eutanásia:

( ) Eutanásia passiva é o ato de, deliberadamente, provocar a morte do paciente, com fins humanitários.

( ) Eutanásia ativa ocorre quando uma medida terapêutica que favoreceria o prolongamento da vida do paciente deixa de ser implementada, propositalmente.

( ) Eutanásia de duplo-efeito é aquela em que a morte ocorre como consequência de uma medida terapêutica que não tinha como propósito inicial provocar o óbito do paciente.

( ) Eutanásia involuntária é aquela realizada contra a vontade do paciente, o que se caracteriza como homicídio.

Agora, assinale a alternativa que contém a ordem correta de preenchimento dos parênteses, de cima para baixo:

a) V – F – V – F.
b) V – V – F – F.
c) F – V – F – V.
d) F – F – V – V.
e) F – V – V – F.

4. Qual é a diferença entre ortotanásia e eutanásia passiva?

5. Qual é o conceito de distanásia?

Questões para reflexão

1. Além da garantia da autonomia do paciente idoso, que outras questões relacionadas à bioética você considera importantes de serem debatidas quando se trata da saúde da população mais velha?

2. Após a leitura deste capítulo e dos questionamentos nele elencados, quais são os possíveis desafios que a bioética irá enfrentar nos próximos anos?

Capítulo 4
Sexualidade na terceira idade

Fabiana da Silva Prestes

Conteúdos do capítulo

- Alterações fisiológicas.
- Climatério e menopausa.
- Andropausa.
- Mudanças na atividade sexual.
- Sexualidade e empoderamento do idoso.

Após o estudo deste capítulo, você será capaz de:

1. relacionar as alterações fisiológicas que envolvem a sexualidade do idoso;
2. reconhecer as mudanças corporais e psicológicas do idoso relacionadas ao climatério e à menopausa;
3. identificar as alterações da andropausa na vida do idoso;
4. apontar as principais mudanças vivenciadas na sexualidade do idoso;
5. auxiliar no contexto de empoderamento do idoso.

Neste capítulo, versaremos sobre a sexualidade da pessoa idosa. Esse tema remete, comumente, à ideia de atividade sexual, a qual tende a ser entendida como exclusividade de pessoas jovens e ativas. No entanto, trata-se de um conceito muito mais amplo, que envolve afeto, contato e intimidade; não necessariamente se traduz pelo ato de relação sexual em si, mas também compreende tom de voz, beijo, toque, cheiro etc.

Acredita-se, erroneamente, que os idosos são seres que não não têm interesse em uma vida sexual (Gois et al., 2017). Existem também muitos preconceitos e rótulos a respeito da velhice e da sexualidade nessa etapa do ciclo vital. Esse e outros aspectos acerca do envelhecimento são trabalhados de maneira individualizada na gerontologia, respeitando o modo como cada um vivencia essa fase.

O interesse na atividade sexual é contínuo e não desaparece com a idade; apenas sofre mudanças, algumas típicas do processo de envelhecimento e outras que podem estar associadas a patologias não comuns a esse tempo.

A sexualidade na velhice é permeada por tabus, preconceitos, intimidações e restrições, mas é um assunto que deve ser tratado com normalidade, o que pode evitar diversos transtornos para os idosos.

4.1 Alterações fisiológicas

Com o avançar da idade, as mudanças no corpo influenciam a sexualidade do indivíduo, com reflexos também nos âmbitos social e psicológico. Isso demanda o entendimento dessas alterações e transformações que fazem parte do processo de envelhecimento. Vale lembrar que ele é contínuo, gradual e acompanhado de modificações que são naturais e que se iniciam no nascimento e seguem até o final da vida. Também é comum o declínio gradual das capacidades e funções dos sistemas corporais como um todo.

O envelhecimento é multifatorial, ou seja, há um conjunto de fatores que caracterizam esse processo, os quais podem ser extrínsecos (relacionados ao ambiente e às causas externas) ou intrínsecos (relacionados a causas internas ao indivíduo).

Globalmente, a população com 60 anos ou mais está crescendo mais rápido do que todos os grupos etários mais jovens, conforme indica o documento da Organização das Nações Unidas (ONU) intitulado *World Population Prospects* (Perspectivas da população mundial) (ONU, 2019). O relatório também aponta que, em 2050, o número de pessoas com 65 anos ou mais ultrapassará o de adolescentes e jovens entre 15 e 24 anos.

Ainda assim, não há muitas pesquisas em torno da sexualidade desse grupo etário em razão do preconceito contra o idoso e da dificuldade que ele tem de se expressar e dizer como se sente com relação a sua sexualidade. Em acréscimo, faltam conscientização da população e investimentos em políticas públicas, programas e campanhas que auxiliem na educação sexual da população idosa e orientem os familiares quanto a essa temática, com foco na prevenção de infecções sexualmente transmissíveis (ISTs) e na melhora ao seu acolhimento nos serviços de saúde.

A pessoa idosa é vista pela sociedade como um pai, uma mãe, um avô, uma avó, ficando restrita a esses papéis sociais. É como se o idoso não pudesse ter independência e autonomia sobre sua sexualidade, sendo esse um direito apenas das pessoas jovens. As famílias podem criar um ambiente desfavorável à liberdade de expressão e autonomia dos idosos, manifestando dois comportamentos principais: sendo demasiadamente críticas, exigentes, negligentes e desrespeitosas; ou sendo superprotetoras, gerando constrangimentos e impedindo-os de expressarem sua sexualidade, o que tende a reforçar comportamentos de dependência, insegurança e inferioridade.

Os gerontólogos trabalham no intuito de diminuir o preconceito e os estereótipos atinentes à sexualidade do idoso, com o fito de orientar e reforçar que a pessoa idosa, assim como o mais jovem, tem desejos e manifestações de sexualidade e que esse não é um comportamento anormal, que precise ser coibido ou negligenciado. Ao introduzirem essa temática na educação gerontológica que será direcionada ao idoso, familiares e cuidadores, torna-se possível promover o conhecimento e a conscientização sobre esse aspecto da velhice que é pouco compreendido e costuma ser ignorado ou escamoteado nas relações familiares. Para contornar tal situação, faz-se necessário o conhecimento sobre as alterações fisiológicas que acometem o idoso e dizem respeito a sua sexualidade.

Também é necessário que o gerontólogo se atualize constantemente com relação à sexualidade humana e que entenda as especificidades dessa faixa etária. Além disso, ele deve ser ético em seus atendimentos e avaliações, não fazendo julgamentos ou tendo atitudes preconceituosas, mas cumprindo seu papel no auxílio e na resolução dos problemas apresentados. Afinal, esse profissional é aquele com mais condições de ajudar os idosos a aceitarem as mudanças físicas que ocorrem durante o processo de envelhecimento e a buscarem a própria forma de exercer sua sexualidade.

Algumas atitudes que podem influenciar positivamente durante esse processo e também a sexualidade do idoso são:

- estimular o autocuidado, que influencia positivamente a melhora da autoestima e reduz a insegurança;
- fornecer informações sobre sexualidade e incentivar o acesso a materiais informativos (livros, programas de televisão ou conteúdos veiculados na internet);
- orientar sobre a prática do sexo seguro em todas as relações sexuais (Brasil, 2008).

> **Para saber mais**
>
> Amplie seu conhecimento sobre o tema, lendo a *Cartilha do idoso: um guia para se viver mais e melhor*, publicada em 2006 pela Secretaria de Atenção à Saúde e Departamento de Ações Programáticas e Estratégicas do Ministério da Saúde. O material está disponível no seguinte endereço eletrônico:
>
> BRASIL. Ministério da Saúde. Secretaria de Atenção à Saúde. Departamento de Ações Programáticas e Estratégicas. **Cartilha do idoso**: um guia para se viver mais e melhor. Brasília: Ministério da Saúde, 2006. Disponível em: <https://bvsms.saude.gov.br/bvs/publicacoes/guia_viver_mais_melhor_melhor_2006.pdf>. Acesso em: 7 jul. 2022.

4.1.1 Alterações fisiológicas no homem

No envelhecimento masculino, ocorre uma redução na produção de espermatozoides e testosterona após os 40 anos. A queda progressiva na secreção de testosterona favorece a ocorrência de disfunções sexuais, como a diminuição da libido masculina, transtornos de ereção e alterações espermáticas que incluem defeitos na produção e na emissão do esperma.

Essas mudanças não ocorrem de forma uniforme em todos os homens, e algumas características são: ereção mais flácida (sendo necessário mais tempo para alcançar o orgasmo), retardo na ejaculação e redução do líquido pré-ejaculatório.

Especialistas afirmam que alguma forma de disfunção sexual pode afetar cerca de metade dos homens adultos. De acordo com a Sociedade Brasileira de Geriatria e Gerontologia (SBGG, 2019), a prevalência de disfunção erétil (a dificuldade sexual mais comum em homens) aumenta com a idade: 75% dos homens enfrentam problemas relacionados em algum momento a partir de 70 anos, e os mais velhos participam de relações sexuais com menos frequência do que quando eram mais jovens.

A Conferência sobre Impotência do National Institutes of Health, instituição estadunidense, definiu *disfunção erétil* como "a incapacidade de obter ou manter uma ereção suficiente para um desempenho sexual satisfatório" (Impotence, 1992, p. 1).

De acordo com a Declaração da Conferência de Desenvolvimento de Consenso dos Institutos Nacionais de Saúde, de 7 a 9 de dezembro de 1992, nos Estados Unidos, o termo *impotência* passou a não ser mais utilizado por ser considerado pejorativo, sugerindo que expressão mais adequada, *disfunção erétil*, seja usada para significar a incapacidade do homem de atingir um pênis ereto como parte do processo heterogêneo da função sexual masculina.

A disfunção erétil (DE) representa uma questão de saúde mundial que afeta cerca de metade dos homens acima de 40 anos (Montague, 1996). Embora não seja uma ameaça à vida, não deve ser considerada uma desordem benigna, pois afeta negativamente o relacionamento interpessoal, pode causar problemas como diminuição da autoestima, aumento da ansiedade, comprometimento do relacionamento social e depressão, além de prejudicar a qualidade de vida do indivíduo (Auaer, 2005).

Qualquer fator negativo ou que causa prejuízo à qualidade de vida não deve ser menosprezado. Nesse sentido, é essencial que o profissional da gerontologia tenha conhecimento sobre o envelhecimento masculino. Igualmente relevante é que consiga descrever e explicar ao idoso as mudanças que ocorrem no homem nessa fase da vida e os determinantes causadores e desencadeadores de alterações desfavoráveis, inconvenientes e prejudiciais à saúde, ao bem-estar e à qualidade de vida de modo geral.

A ereção depende diretamente do fluxo de sangue para o pênis; portanto, as alterações que dificultam a circulação adequada para essa região podem levar à DE. Aumento do colesterol, vida sedentária, tabagismo, diabetes e obesidade são alguns dos fatores de risco, aos quais se somam as razões emocionais, como ansiedade, depressão, baixa autoestima, estresse e outros. Há também causas orgânicas, como lesões decorrentes de cirurgias pélvicas, distúrbios hormonais que podem provocar alterações da libido, falta de testosterona, disfunções da glândula tireoide (hipertireoidismo, hipotireoidismo) etc. Ainda, o consumo de medicamentos como anti-hipertensivos, remédios para depressão, antipsicóticos, bem como o uso de drogas como álcool, heroína, cocaína e outras, também podem desencadear a DE.

Vale ressaltar que a DE ocorre com mais frequência à medida que a idade avança, porém não se trata de uma consequência obrigatória do processo de envelhecimento. Assim como ela pode acontecer em homens mais jovens por vários fatores como os aqui citados; é possível que um homem idoso com boa saúde não apresente nenhum problema ou dificuldade de ereção.

4.1.2 Alterações fisiológicas na mulher

Com relação à evolução histórica das políticas de atenção à saúde da mulher, o *Manual de atenção à mulher no climatério/menopausa*, do Ministério da saúde, afirma:

> A saúde da mulher, no Brasil, foi incorporada às políticas nacionais no início do século XX e a atenção à saúde deste grupo populacional vem seguindo um processo de evolução no qual os antecedentes podem ser considerados a partir da década de 70. Neste período o Ministério da Saúde adotava uma concepção mais restrita da saúde da mulher, que se limitava à saúde materna ou à ausência de agravos associados à reprodução biológica. (Brasil, 2008, p. 9)

Em 1980, houve o lançamento do documento *Assistência Integral à Saúde da Mulher: bases de ação programática*, e em 1983, o Ministério da Saúde elaborou o Programa de Assistência Integral à Saúde da Mulher (PAISM). Esse programa reduziu o foco na atenção materno-infantil, que tem como finalidade a atenção e a assistência nas ações relacionadas ao pré-natal, ao parto e ao acompanhamento do crescimento e desenvolvimento das crianças, e dedicou maior atenção ao climatério e à saúde da mulher.

Em nossa sociedade, há uma discriminação com base na idade que ocorre como algo naturalizado. Essa discriminação é mais evidente e intensa com as mulheres, devido ao mito da juventude eterna e da beleza física padronizada, e quem não se encaixa nesses padrões não é valorizado. Esses são fatores que interferem na autoestima e repercutem na saúde física, mental, emocional e nas relações familiares e sociais.

De acordo com o *Manual de atenção à mulher no climatério/menopausa* (Brasil, 2008), ao longo da história, várias condições físicas e mentais foram atribuídas à menopausa. A crença de que distúrbios do comportamento estavam relacionados à menopausa persistiu por muito tempo. No entanto, pesquisas atuais vêm mostrando que eventos adversos sofridos durante a fase do climatério e menopausa não estão relacionados somente a causas endócrinas, mas que há forte relação com causas sociais e pessoais (Brasil, 2008). A diminuição hormonal pode alterar a intensidade do desejo, mas isso não ocorre de modo uniforme. Mulheres que nunca tiveram uma vida sexual plena e prazerosa, pode significar a estagnação da relação sexual, ao passo que aquelas que vivenciaram uma sexualidade prazerosa tendem a buscar formas e maneiras de continuar a experimentar o prazer e a satisfação em suas relações.

Conforme a SBGG (2019), as mudanças relacionadas à menopausa incluem:

- falta de interesse sexual;
- dificuldade com lubrificação;
- incapacidade de chegar ao clímax (orgasmo);
- ausência de prazer;
- sensação reduzida;
- dor durante a relação sexual.

O desconforto causado por alguma condição médica, como uma infecção do trato urinário ou artrite, pode impedir o prazer sexual. As pressões culturais, que não incentivam a sexualidade para aqueles com mais idade – em especial, no caso das mulheres, em que o preconceito, a opressão e a intimidação podem ser ainda maiores – dificultam a manifestação da sexualidade feminina.

Depressão e problemas de relacionamento também podem inibir a capacidade de desfrutar a relação sexual com o(a) parceiro(a). Vale lembrar que mulheres submetidas ao abuso ou à violência sexual podem apresentar mais dificuldades no exercício da plena sexualidade, principalmente em casos nos quais não foram devidamente acompanhadas com suporte psicológico.

Disfunções sexuais do parceiro podem desencadear dificuldades sexuais na mulher, visto que o interesse e a disponibilidade dele são importantes para que a sexualidade continue sendo exercida satisfatoriamente. O contrário também ocorre quando algum problema vivenciado pela mulher afeta sua vida sexual com o parceiro. A falta de comunicação, compreensão e afeto entre o casal pode levar à perda da cumplicidade e da intimidade, comprometendo o interesse e, consequentemente, a resposta sexual.

As situações citadas quando tratamos da sexulidade masculina, que envolvem um estilo de vida não saudável, causas emocionais, orgânicas e consumo de determinados medicamentos, também valem para as mulheres; contudo, o fator emocional e psicológico pode ser ainda mais impactante do que nos homens. Algumas pesquisas indicam que mulheres que estão entrando na velhice propriamente dita se mostraram mais propensas a preocupações que envolvem as mudanças sofridas no corpo e na aparência física, no sentido de não se sentirem jovens e atraentes. Outras inquietações são aquelas relacionadas ao lar e aos afazeres domésticos; quando chegam ao ápice do envelhecimento, já com os filhos criados, é que começam a se voltar a elas mesmas (Brasil, 2008).

Apesar das alterações ocorridas, que são diferentes entre homens e mulheres, o desejo sexual pode ser estimulado e preservado, e a sexualidade para ambos pode ser vivida de forma natural e satisfatória. No caso de algum problema com a atividade sexual, a pessoa não deve sentir vergonha de buscar ajuda profissional.

4.2 Climatério e menopausa

Convém, primeiramente, diferenciar os conceitos de climatério e de menopausa. O primeiro se refere à fase de transição do período reprodutivo para o não reprodutivo, o outro começa com a última menstruação da vida da mulher (Brasil, 2008).

A palavra *climatério* vem do grego *klimacter* e significa "período crítico". Já o conceito de menopausa foi exposto inicialmente em um artigo de Gardanne, publicado em 1816, denominado "Conselho às mulheres que entram na idade crítica", em que o pesquisador descreve a síndrome denominada *la menopausie*. O termo *menopausa* é a soma de duas palavras gregas que significam "mês" e "fim" (Trench; Santos, 2005).

O momento em que a produção de hormônios diminui drasticamente no corpo das mulheres e que sintomas como calorão e oscilação de humor surgem não é a menopausa propriamente dita; o termo correto é *climatério*. A menopausa é o nome da fase em que as mulheres param de menstruar; seria, portanto, o ápice do climatério. Na primeira fase do climatério, que acontece perto de 40 anos, o ciclo menstrual se reduz e o fluxo fica mais abundante; e na segunda, por volta de 50 anos, o ciclo fica mais longo, o fluxo, mais ralo, e se verificam sintomas como calorão e irritabilidade. A Figura 4.1 apresenta os conceitos de climatério e menopausa e maneiras de minimizar os seus sintomas.

Figura 4.1 - Climatério, menopausa e como atenuar os sintomas

Climatério	Menopausa
Transição entre o período reprodutivo e o não reprodutivo	Declínio natural de hormônios reprodutivos, culminando com a última menstruação

Como atenuar os sintomas
Manutenção de um estilo de vida saudável e, se necessário, acompanhamento médico para reposição hormonal ou outros tratamentos

O climatério e a menopausa não devem ser encarados como doença, mas como uma fase natural da vida da mulher. Muitas passam por ela sem queixas e sem necessidade de medicações ou intervenções, ao passo que outras podem apresentar queixas e sintomas de intensidade variada. Em todos os casos, é necessário o acompanhamento para fins de promoção da saúde, prevenção e diagnóstico precoce, evitando situações em que haja agravos à saúde.

Essas mulheres precisam ser orientadas, e as ações de promoção e prevenção são mais efetivas quando a anamnese inclui valorização da escuta, atentando-se a todos os detalhes e ao encaminhamento para outras especialidades como ginecologia, endocrinologia etc.

A atuação do gerontólogo deve incorporar aspectos como escuta ativa e qualificada, incentivo ao protagonismo da mulher, avaliação cuidadosa e individual de cada caso, com vistas a identificar fatores relacionados à etiologia das queixas referidas.

A história de vida de cada mulher, considerando-se fatores hereditários e culturais, bem como condições sociais e econômicas, tem forte influência no climatério e na menopausa, o que interfere na frequência e na intensidade das manifestações de sintomas e desconfortos.

4.2.1 Alterações corporais durante o climatério

A Organização Mundial da Saúde (OMS) define o climatério como uma fase biológica da vida – não como um processo patológico –, que compreende a transição entre o período reprodutivo e o não reprodutivo da vida da mulher. Começa normalmente por volta de 40 anos, ao passo que a menopausa se inicia entre 45 e 55 anos, mas isso pode variar caso a caso. Trata-se de um processo inevitável, mas cada mulher tem a própria percepção sobre esse período delicado, e nem todas apresentam sintomas. Quando os sintomas afetam de forma negativa a qualidade de vida, deve-se consultar um médico especialista, que tem de averiguar o caso e, se necessário, indicar uma terapia hormonal, tratamento que visa reduzir os sintomas indesejados, ou qualquer outra que venha a auxiliar no caso.

O climatério é marcado pela perda de massa óssea e de estrogênios e ganho de massa gorda (Brasil, 2008) – o último caso está mais associado ao sedentarismo e à alimentação não balanceada. Esses problemas geralmente somente são notados quando os sintomas aparecem, mas eles podem ser amenizados ou revertidos com a adoção de práticas saudáveis. Mais favorável ainda é a conduta preventiva, com ações tomadas na juventude.

Os sinais que identificam o começo do climatério são:

- secura vaginal, acarretando coceira, perda de urina e dor na relação sexual;
- fogachos (calores);

- tontura, perda de memória, fadiga e insônia;
- sintomas depressivos e irritabilidade;
- diminuição da libido;
- perda de massa óssea;
- aumento do risco para doenças cardiovasculares (Brasil, 2008).

Portanto, é comum que as mulheres no climatério e após a menopausa apresentem uma lubrificação vaginal menos intensa e mais demorada, sendo necessário maior estímulo sexual. A deficiência estrogênica também pode causar modificações significativas nos órgãos genitais internos e externos, que provocam ressecamento vaginal, prurido, irritação e ardência e podem tornar a perspectiva do sexo com penetração motivo de ansiedade, dor e falta de satisfação.

Pode haver sensação de inchaço no corpo e nas mamas, fortes dores de cabeça ou enxaquecas; alterações de humor – como nervosismo, irritação, tristeza profunda e depressão – podem se manifestar ao longo de até 15 dias antes da menstruação. Do meio para o fim do climatério, são comuns a irregularidade nos ciclos e a variação do fluxo menstrual; nessa fase de transição, geralmente as menstruações ficam mais espaçadas, razão por que a menopausa pode ser reconhecida depois de passados 12 meses de sua ocorrência (Febrasgo, 2010).

Em muitas das queixas no climatério há a interação entre biologia, psicologia e cultura. O uso de hormônios durante essa fase tem sido uma prática usual na medicina. Isso não significa, no entanto, que as mulheres sofram de uma doença caracterizada pela carência hormonal; esse tipo de tratamento ocorre em casos nos quais há indicações específicas.

A menarca (primeiro fluxo menstrual) e a última menstruação são marcos importantes no corpo e na história de vida da mulher. São fases com perdas e ganhos, liberdades e limitações e que inscrevem novas possibilidades. Nesse sentido, as mulheres precisam ser orientadas sobre as variadas facetas dessa nova etapa da vida, bem como encorajadas a vivê-la com mais energia, coragem e a aprender os limites e oportunidades do processo de envelhecimento, abrangendo as transformações que ocorrem (Brasil, 2008).

Além dos fatores culturais, sociais, psicológicos e emocionais, a depender do estado de saúde apresentado, as mulheres podem mostrar maior ou menor sintomatologia nesse período. Os sintomas podem ser diversos e nem sempre fáceis de serem verbalizados, entre os quais se destacam ondas de calor, suores "frios", insônia, tristeza, instabilidade emocional e modificações nos hábitos sexuais, na pele e na distribuição da gordura corporal. A intensidade dos sintomas é influenciada principalmente pelos seguintes fatores:

- ambiente sociocultural;
- situação pessoal, estado psicológico, conjugal, familiar e profissional;
- diminuição de estrogênio endógeno;
- estilo de vida.

O equilíbrio desses aspectos pode resultar em um climatério sem grandes dificuldades. Nessa fase, os efeitos hormonais causados no organismo da mulher se somam às transformações biológicas, psicológicas, sociais e culturais. A avaliação da mulher deve contemplar seu estado de saúde atual e pregresso, envolvendo uma equipe multidisciplinar, além do gerontólogo.

A atenção precisa abranger promoção da saúde e prevenção de doenças, assistência aos sintomas clínicos e esclarecimento sobre possíveis dificuldades encontradas nessa etapa.

4.2.2 Alterações corporais durante a menopausa

A sexualidade é influenciada por aspectos emocionais, psicológicos e socioculturais e está relacionada com a saúde física e mental, a qualidade de vida e a autoestima.

Assim como a fase da adolescência, a menopausa é um processo de adaptação que pode gerar certa confusão no início e incluir flutuações bruscas nos hormônios que desencadeiam alguns sinais e sintomas indesejados. Esses sintomas (assim como as respostas sexuais) não são os mesmos para todas as mulheres; por isso, devem ser compreendidos de forma mais global, levando em consideração a totalidade do indivíduo.

Como explicamos, o climatério é a fase que compreende a transição do período reprodutivo para o não reprodutivo da vida da mulher. Por sua vez, a menopausa é o marco dessa etapa e corresponde ao último ciclo menstrual; ela é reconhecida após a mulher passar pelo menos 12 meses sem menstruar (Brasil, 2016a); portanto, representa o ponto em que cessam as menstruações (Terra et al., 2014).

Segundo Curta e Weissheimer (2020), o Ministério da Saúde estabelece que o limite etário para o climatério está entre 40 e 65 anos de idade e se divide em:

- **Pré-menopausa**: Começa geralmente após os 40 anos, com baixa dos níveis de progesterona e diminuição da fertilidade em mulheres ainda com ciclos menstruais regulares.

- **Perimenopausa**: Tem início dois anos antes da última menstruação e se estende até um ano após se iniciarem os ciclos menstruais irregulares e as alterações endócrinas.
- **Pós-menopausa**: Inicia-se um ano após o último período menstrual.

Esse período é caracterizado pela perda progressiva da função ovariana. O ovário da menina tem aproximadamente 2 milhões de folículos – as estruturas funcionais fontes dos hormônios ovarianos e portadoras dos óvulos; na idade adulta, são liberados a cada ciclo, no fenômeno chamado *ovulação*. Desde o nascimento, as mulheres liberam folículos, e essa perda folicular prossegue até que estes sejam extintos, o que ocorre após a menopausa. Trata-se de um processo natural de envelhecimento, e não há método que o interrompa (Brasil, 2008).

Os principais hormônios produzidos pelos ovários são o estrógeno e a progesterona. Quando ocorre a ovulação e o óvulo sai do folículo, este sofre uma transformação, sendo conhecido como corpo amarelo, que secreta o estrógeno e a progesterona. Com a diminuição contínua dos folículos, por volta dos 37 anos, a mulher tende a sentir as primeiras manifestações do climatério, com a diminuição da fertilidade e o espaçamento e a irregularidade dos ciclos menstruais, e alguns anos depois ocorre a menopausa (Terra et al., 2014).

Quando isso ocorre com uma idade inferior a 40 anos, é considerado menopausa prematura. Não há um consenso sobre por que ela acontece – geralmente as razões são desconhecidas –, mas há alguns processos de doenças que podem levar a essa condição, como infecções e tumores. Outros fatores são radioterapias, medicamentos utilizados para quimioterapia, procedimentos cirúrgicos e anormalidades endócrinas e cromossômicas.

Na anamnese da mulher, a avaliação pessoal, familiar, menstrual, sexual e obstétrica pode colaborar para a compreensão do estado atual. A orientação sexual deve ser oferecida sem preconceitos. Ainda, é essencial a investigação do estilo de vida, abarcando hábitos alimentares, atividade física, existência de patologias concomitantes, uso de medicações, alergias e problemas pessoais, relacionamento amoroso ou familiar. Na investigação familiar, é necessário atentar para a ocorrência de doenças crônico-degenerativas, diabetes *mellitus*, hipertensão arterial, doenças cardiovasculares e gastrointestinais, osteoporose e câncer.

Alimentação equilibrada, prática de atividade física e modos de vida saudáveis são fortes aliados para promover saúde e melhoria da qualidade de vida.

4.3 Andropausa

O termo *andropausa* designa a fase em que ocorre queda da produção de hormônios nos homens. À medida que eles envelhecem, cai a produção de testosterona, o hormônio sexual masculino. Nesse período, podem surgir sintomas como perda de energia, depressão, diminuição da libido, redução da fertilidade, diminuição da densidade óssea, problemas de concentração e memória, decréscimo da capacidade erétil, insônia ou sonolência aumentada.

Na literatura, não há consenso sobre a utilização do termo *andropausa* como sendo biologicamente correto, e existem algumas referências à expressão *insuficiência androgênica parcial do homem idoso* como sendo mais acertada para indicar essa condição. De acordo com Bonaccorsi (2001), isso se dá pelo fato de que, na mulher, o ciclo reprodutivo invariavelmente termina com a falência ovariana, a menopausa, e no homem esse não é um processo universal, não sendo comprovado que ocorra em todos da faixa etária.

De todo modo, Terra et al. (2014) defendem que o termo *andropausa* transmite adequadamente as mudanças emocionais e físicas relacionadas ao processo de envelhecimento do homem, também associadas a alterações hormonais significativas. Esse declínio de testosterona no homem é progressivo e aumenta com a idade.

O diagnóstico da andropausa pode ser confirmado por meio de exames de sangue que detectam a diminuição da testosterona, correlacionados aos sintomas clínicos do indivíduo. Os médicos urologista, endocrinologista ou geriatra podem identificar a causa, tratar os sintomas, regularizar os níveis de testosterona e fazer outros encaminhamentos se houver necessidade. Também se recomenda a adoção de um estilo de vida saudável (Terra et al., 2014).

4.4 Mudanças na atividade sexual

A sexualidade faz parte da vida do ser humano e desempenha um papel de importância na saúde e na qualidade de vida deste. Contudo, tabus, medos, preconceitos e dificuldade de abordar o tema podem acarretar vários problemas associados a aspectos fisiológicos, psicológicos e sociais.

A velhice ainda é vista por muitos como uma etapa da vida marcada por incapacidades físicas e mentais. À medida que as pessoas envelhecem, observam-se diversas mudanças decorrentes da degeneração natural de diferentes sistemas orgânicos, diminuição dos hormônios sexuais, doenças crônicas e outras patologias que são mais comuns na velhice, além de alterações psicológicas e sociais. Entretanto, isso não significa que o envelhecimento em si seja um processo patológico e que as pessoas dessa faixa etária sejam obrigatoriamente incapazes, dependentes e proibidas de exercer a sexualidade.

Uma educação repressora na fase da juventude se reflete na sexualidade do indivíduo na fase da velhice – por exemplo, uma mulher pode adotar o papel de simples cuidadora e dona de casa, em que o sexo é visto apenas para procriação. A sexualidade está, assim, ligada não somente à capacidade física, mas também a sentimentos e à maneira como foi vivenciada na juventude (Alencar et al., 2014).

Alguns fatores podem influenciar negativamente a sexualidade e a qualidade de vida do idoso, entre os quais se destacam: transformações fisiológicas advindas do processo de envelhecimento; mudanças na aparência física, que resultam na insatisfação com a imagem corporal; presença de enfermidades; cultura da sexualidade; e preconceito social que favorece a construção do estereótipo segundo o qual a sexualidade é somente para os jovens, repreendendo os idosos por seus desejos sexuais.

Como enunciamos, no homem há redução de espermatozoides e testosterona por volta de 40 anos. Também ocorrem transformações na fisiologia sexual, como: ereção mais flácida; redução de ereções involuntárias noturnas; ejaculação mais retardada; diminuição da quantidade de sêmen ejaculado; demora para atingir e dificuldade para manter uma ereção plena e firme; e maior intervalo entre uma ereção e outra. Na fisiologia feminina, as alterações têm início no climatério, quando a elasticidade da pele se reduz, os hormônios diminuem e a pele tende a ficar mais fina e seca, tornando benéfico o uso de lubrificantes (como no caso das mulheres que perdem a lubrificação natural e naqueles em que há uma alteração da espessura do canal vaginal, tornando-o mais fino e causando fissuras durante o ato sexual). A falta de lubrificação feminina também pode ser controlada por meio de terapia hormonal, mas deve ser acompanhada por um especialista; o mesmo se recomenda, no caso dos homens, para a disfunção erétil e outros males que podem ser tratados a fim de melhorar a atividade sexual. É necessário avaliar o impacto das patologias sobre a sexualidade desses idosos, pois também são grandes causadoras de problemas psicológicos, emocionais e podem levar ao isolamento social.

Estudos relatam que há idosos que preferem carícias e beijos como fonte de prazer em vez do ato sexual propriamente dito. Isso se dá pelo fato de que as mudanças na função sexual vivenciadas na velhice os levam a expressarem sua relação sexual de outras formas e meios que não sejam necessariamente o coito, mas que lhes dão prazer e proporcionam sensação e bem-estar. Segundo Frugoli e Magalhães Junior (2011), sendo ou não ativos sexualmente, os idosos podem manifestar seus desejos e vontades de outras formas, não exclusivamente pelo ato sexual. Para Silva et al. (2020), existe uma variedade de atividades sexuais, como beijos, carícias etc.

O abandono do exercício da sexualidade também pode ser motivado por situações negativas e traumáticas. Em geral, a expressão da sexualidade do idoso está relacionada a suas crenças, seus valores, seus tabus e suas experiências de vida.

Não existe um padrão no ritmo do processo de envelhecimento; trata-se de algo pessoal, e cada indivíduo irá vivenciá-lo de modo particular. O declínio da atividade sexual não é uma regra e, mesmo com todas as alterações fisiológicas, a perda de desejo sexual é uma característica individual e multifatorial. Algumas pessoas podem experimentar um aumento de interesse sexual na velhice devido a uma diminuição nos comportamentos repressivos e mudanças de estilo de vida.

Nesse sentido, para garantir uma vida sexual sadia ao idoso, é fundamental que ele seja incentivado a conversar sobre suas dúvidas e frustrações com o gerontólogo, o geriatra e outros médicos envolvidos em seu cuidado. Quase todas as dificuldades de ordem física podem ser solucionadas com o tratamento adequado, e, em casos de complicações de ordem psicológica e emocional, pode haver a combinação de ambos os tratamentos e mais de um profissional envolvido.

> **Para saber mais**
>
> No *site* da Organização Mundial da Saúde (OMS) está disponível o *Relatório mundial de envelhecimento e saúde*, publicado em 2015. Em sua versão traduzida, pode ser lido no seguinte *link*:
>
> OMS – Organização Mundial da Saúde. **Relatório mundial de envelhecimento e saúde**. Genebra: OMS, 2015. Disponível em: <https://apps.who.int/iris/bitstream/handle/10665/186468/WHO_FWC_ALC_15.01_por.pdf%3Bjse>. Acesso em: 7 jul. 2022.

4.5 Sexualidade e empoderamento do idoso

O Brasil vem envelhecendo de forma rápida. Para constatar isso, vale fazer um apanhado histórico. Dados do Instituto Brasileiro de Geografia e Estatística (IBGE, 2006) indicam que em 1910 a expectativa de vida ao nascer era de aproximadamente 35 anos; em 1940, saltou para 42,7 anos, e em 1960 alcançou a marca de 52,4 anos. Nesse contexto, pessoa de 42 anos em 1940 era considerada idosa; e hoje chegar a 100 anos não é uma raridade.

A expectativa de vida dos brasileiros era de 76,3 anos em 2018, ainda de acordo com dados publicados pelo IBGE (2006). Com base nas projeções desse órgão, estima-se que a pessoa que nasceu em 2020 viverá em média 76,7 anos, a que nascer em 2040, até 79,9 anos, e a que nascer em 2060 pode chegar a 81,2 anos, ou seja, em cada atualização a expectativa de vida vem aumentando.

Viver por mais tempo já é uma realidade, mas é preciso unir todos os esforços em prol de um envelhecimento ativo e de qualidade. Então, ao usar a expressão *empoderamento do idoso*, estamos assumindo que seja dado o direito de voz e de decisão a essa população.

Com o aumento da expectativa de vida, há uma geração de idosos que se veem impelidos a se livrar dos estereótipos de fardo, incapacidade, dependência e fragilidade e ser empoderados, vivenciando seu papel na sociedade. É necessária uma reflexão sobre transformações sociais, culturais e de saúde, e é preciso avançar na promoção dos direitos da pessoa idosa por meio de políticas públicas que a valorizem como cidadã, respeitando suas características e especificidades.

O idoso também deve ter clareza de que envelhecer não é um problema, mas um processo natural do ciclo da vida e que precisa ser vivenciado com qualidade. Ser o protagonista da própria história significa ter o poder de tomar decisões sem depender de outros.

É necessário que a população adote um conceito positivo sobre o envelhecimento, com respeito e decência, e que a pessoa idosa assuma seu protagonismo social e seja participativa na luta por seus direitos. Para a OMS (2015), à medida que envelhecem, as pessoas devem ter o direito de desfrutar de uma vida plena, com saúde, segurança e proatividade na vida econômica, social, cultural e política da sociedade na qual estão inseridas.

São necessárias estratégias inclusivas para a pessoa idosa, reconhecendo-a em sua totalidade, incluindo a sexualidade. Conforme Alencar et al. (2014, p. 3534), a sexualidade "deve ser compreendida partindo do princípio de que ela se compõe da totalidade desse indivíduo, devendo ser considerado o seu sentido holístico. Sendo, portanto, não somente fator biológico, mas também biopsicossociocultural".

De acordo com a 4ª Conferência Estadual dos Direitos da Pessoa Idosa (Santa Catarina, 2015), existem algumas recomendações para o empoderamento do idoso:

- Investimento na educação e em mecanismos que permitam a participação de todos os cidadãos na vida social, política e econômica de suas sociedades.
- Inclusão das pessoas idosas na economia de forma adequada à sua idade.
- Participação ativa das pessoas idosas na formulação de políticas que repercutam no desenvolvimento de seu papel.
- Autopromoção das pessoas idosas quanto ao próprio direito, sobretudo sobre as questões que lhes afetam.
- Acesso ao conhecimento, à educação e à capacitação.
- Solidariedade intergeracional.
- Controle, acompanhamento e avaliação das políticas públicas.
- Enfrentamento dos problemas sociais e estímulo a uma cultura de paz e justiça.

> **Indicações culturais**
>
> O livro indicado a seguir aborda o tema da sexualidade do idoso, esclarecendo conceitos e desconstruindo tabus e pressupostos.
>
> SARAIVA, R. J. **As interfaces da sexualidade do idoso na visão dos profissionais de saúde**. Curitiba: Appris, 2017.

4.5.1 Sexualidade do idoso e infecções sexualmente transmissíveis (ISTs)

As ISTs também afetam a saúde dos idosos, principalmente pela ausência do uso de preservativo. De acordo com o Boletim Epidemiológico HIV/Aids, no Brasil, em 2018 foram diagnosticados 43.941 novos casos de HIV e 37.161 casos de Aids. A taxa de detecção de Aids (por 100.000 habitantes) para homens ficou em 23,6% (faixa etária de 55 a 59 anos) e 12,4% (acima de 60 anos); entre as mulheres, foi de 12,7% (55 a 59 anos) e 5,7% (acima de 60 anos) (Brasil, 2019a).

A Aids é de notificação compulsória desde 1986, e a infecção pelo HIV, desde 2014. Assim, na ocorrência de casos de infecção, estes devem ser reportados às autoridades de saúde.

HIV é uma sigla para *vírus da imunodeficiência humana*, que é o vírus que pode levar à Síndrome da Imunodeficiência Adquirida (Aids). Ao contrário de outros vírus, o corpo humano não consegue se livrar do HIV. No entanto, as pessoas que vivem com o vírus ou com a Aids devem poder usufruir de todos os direitos, incluindo aqueles relacionados a educação, trabalho e acesso à saúde, bem como os sexuais e reprodutivos.

A infecção com o HIV não tem cura, mas tem tratamento, o qual pode evitar que a pessoa chegue ao estágio mais avançado de presença do vírus no organismo, desenvolvendo, assim, a Aids. O HIV pode tornar o sistema imunológico insuficiente para que o corpo se defenda e responda a doenças oportunistas, que podem eventualmente levar a pessoa a óbito. Nesse sentido, não é correto dizer que a pessoa morreu por HIV/Aids, e sim por doenças oportunistas causadas pela falha no sistema imunológico. Entre as manifestações clínicas que podem incluir uma ou mais doenças oportunistas estão: tuberculose, pneumonia, infecções recorrentes ocasionadas por fungos (na pele, na boca e na garganta), neurotoxoplasmose e outras.

A transmissão do HIV se dá por meio da troca de fluidos corporais, como sangue, sêmen, secreções vaginais e leite materno. Interações comuns do dia a dia, como abraçar, beijar, dividir objetos e alimentos, não são consideradas meio de transmissão.

É importante que gerontólogos, médicos e demais profissionais de saúde estejam capacitados para abordar essa temática com os idosos e seus familiares. Eles devem orientar sobre o uso de preservativos e demais cuidados, além de recomendar o autocuidado e auxiliar no que se refere a todas as dúvidas relacionadas ao tema. Tais cuidados de prevenção são necessários em todas as idades, incluindo a pessoa idosa.

Toda a população sexualmente ativa – e a pessoa idosa não é exceção – precisa fazer uso de preservativos. Muitas vezes, idosos não os utilizam porque existem preconceitos, como o fato de essas pessoas não serem vistas como ativas sexualmente e outras crenças equivocadas – por exemplo, acreditar que esses métodos apenas previnem a gravidez. É essencial que o profissional fale livremente sobre o assunto com o idoso.

Acredita-se erroneamente que a população idosa não precisa se preocupar com as ISTs em decorrência do preconceito ao idoso, da falta de compreensão da sexualidade da pessoa idosa e da ausência de políticas voltadas à prevenção e à educação sexual do idoso.

De acordo com a *Cartilha do idoso*, "as pessoas não deixam de ter desejo sexual e prazer devido à sua idade. O fato de haver uma diminuição na frequência das atividades sexuais não significa o fim da expressão ou do desejo sexual" (Brasil, 2006, p. 12).

A sexualidade é uma poderosa mistura de impulsos emocionais e físicos em que tanto a mente quanto o corpo exercem influência sobre a pessoa; portanto, ambos precisam ser avaliados.

Embora de formas diferentes, homens e mulheres passam por mudanças significativas e precisam ser encorajados a explorar as novas perspectivas apresentadas. Assim, poderão se beneficiar dos pontos positivos e realizar a adaptação dos pontos negativos de modo a manter seu bem-estar e sua qualidade de vida.

Síntese

Em virtude do envelhecimento populacional e da necessidade de cuidados que visem à promoção da saúde e da qualidade de vida das pessoas idosas, são demandados estudos e pesquisas na área do envelhecimento que abordem não somente o aparecimento das doenças, mas também temáticas que considerem o idoso em sua totalidade e identidade, incluindo a sexualidade.

A sexualidade na velhice é um tema comumente negligenciado, pouco conhecido e entendido pela sociedade, às vezes, até pelo próprio idoso. É necessário compreender que ela faz parte da existência humana em qualquer etapa da vida. Isso requer programas de educação sexual tanto para jovens quanto para idosos, com o intuito de sensibilizar aspectos relacionados à sexualidade do idoso.

A progressão do envelhecimento não pode ser evitada, mas pode ser melhorada e vivida com qualidade. Para isso, é importante distinguir as alterações produzidas por doenças que podem acometer o idoso (senilidade) das que ocorrem no organismo apenas pela passagem dos anos e que correspondem aos efeitos naturais do processo de envelhecimento (senescência). Dessa forma, a velhice não deve ser relacionada apenas a processos patológicos, pois também existem idosos saudáveis que buscam orientações visando à melhoria de sua expectativa e qualidade de vida.

Questões para revisão

1. Costuma-se relacionar sexualidade a atividade sexual, a qual parece estar restrita a pessoas jovens e ativas. No entanto, sexualidade é um conceito muito mais amplo, que envolve afeto, contato e intimidade e não necessariamente corresponde à relação sexual em si, podendo compreender outros aspectos. Assinale a alternativa que **não** representa um desses aspectos:
   a) Tom de voz.
   b) Beijo.
   c) Toque.
   d) Cheiro.
   e) Coito.

2. As famílias podem criar um ambiente desfavorável à liberdade de expressão e à autonomia dos idosos, podendo ser demasiadamente críticas e exigentes ou superprotetoras e gerar constrangimentos, dependência e insegurança.

Com relação à atuação do gerontólogo, analise as afirmativas a seguir e marque V para as verdadeiras e F para as falsas.

( ) Trabalha na diminuição do preconceito e de estereótipos com relação à sexualidade do idoso.
( ) Orienta e reforça que a pessoa idosa, assim como o mais jovem, tem desejos e manifestações de sexualidade e que esse não é um comportamento anormal.
( ) Orienta as famílias sobre como coibir tais comportamentos em idosos.
( ) Reforça a necessidade de não incentivar os idosos a manifestarem comportamentos relacionados à sexualidade.

Agora, assinale a alternativa que apresenta a sequência correta:

a) V – V – V – F.
b) F – V – V – F.
c) V – F – V – V.
d) V – V – F – F.
e) F – F – F – V.

3. O consenso do National Institutes of Health (NIH) sobre impotência definiu *disfunção erétil* como "a incapacidade de obter ou manter uma ereção suficiente para um desempenho sexual satisfatório" (Impotence, 1992).

Com relação aos fatores de risco para a disfunção erétil, analise as afirmativas a seguir e marque V para as verdadeiras e F para as falsas.

( ) Aumento do colesterol.
( ) Vida sedentária.
( ) Tabagismo.
( ) Diabetes.

Agora, assinale a alternativa que apresenta a sequência correta:

a) V – F – F – V.
b) V – V – V – V.
c) V – V – F – F.
d) F – F – F – V.
e) V – V –V – F.

4. De acordo com a Sociedade Brasileira de Geriatria e Gerontologia (SBGG), quais são as mudanças relacionadas à menopausa?

5. Segundo a Conferência Estadual dos Direitos da Pessoa Idosa (Santa Catarina, 2015), existem algumas recomendações para o empoderamento do idoso. Comente sobre elas.

Questões para reflexão

1. Por que, ao se ouvir falar sobre sexualidade, vem-nos à mente a ideia de pessoas jovens e ativas?

2. Qual é o papel do gerontólogo na orientação e na disseminação da informação correta sobre a sexualidade do idoso?

Capítulo 5
Infecções sexualmente transmissíveis: parte I

Willian Barbosa Sales

Conteúdos do capítulo

- Infecções sexualmente transmissíveis (ISTs).
- Herpes genital.
- HIV/Aids.
- Sífilis.
- Infecção pelo HTLV.
- Cancro mole.

Após o estudo deste capítulo, você será capaz de:

1. identificar os principais microrganismos causadores das ISTs;
2. relacionar os principais sinais e sintomas apresentados por cada IST;
3. aplicar os conhecimentos no enfrentamento à vulnerabilidade da saúde sexual da pessoa idosa.

Com o passar dos anos e o constante desenvolvimento científico e tecnológico empregado na pesquisa de propagação e prevenção de patologias infectocontagiosas relacionadas ao sexo, entendeu-se que existe a possibilidade de um indivíduo sem sinais e sintomas ter e transmitir uma infecção relacionada ao sexo. Por isso, a nomenclatura *doenças sexualmente transmissíveis* (DST) se tornou desatualizada, passando a ser chamada de *infecções sexualmente transmissíveis* (IST) (Aguiar et al., 2020; Brasil, 2019b; Andrade et al., 2017; Alencar et al., 2014).

Não é novidade no mundo moderno o aumento vertiginoso da população idosa, que compreende indivíduos com 60 anos ou mais. E quando se fala em sexo – ou sexo na terceira idade –, ainda há estereótipos como se o idoso fosse banido do seu apetite sexual. Embora com a senescência vários hormônios do corpo humano relacionados ao sexo caiam abaixo de sua taxa basal, alguns indivíduos mantêm desejos sexuais, e estes podem se tornar fatos concretos, muitas vezes expondo o idoso a comportamentos de risco para as ISTs (Aguiar et al., 2020; Brasil, 2019b; Kim et al., 2019; Andrade et al., 2017; Alencar et al., 2014).

A vida sexual na terceira idade é real, muitos idosos são ativos sexualmente, com desejos e prazeres tão insaciáveis como muitos adolescentes, porém com uma diferença: a experiência de vida. Contudo, ao se utilizarem da concepção de tal experiência, esta os expõe a novos formatos de relações sexuais outrora não vivenciados, o que, por vezes, os impedem de perceber que estão vulneráveis a infecções por uma ou várias ISTs (Aguiar et al., 2020; Brasil, 2019b; Moura; Silva; Santos, 2019; Andrade et al., 2017; Alencar et al., 2014).

Convidamos você a uma reflexão, caso tenha entre 35 e 40 anos de idade: pense que seus pais ou avós passaram boa parte da vida em um relacionamento monogâmico, por exemplo.

Após o falecimento de um deles, e com todos os programas de reinserção do idoso à vida moderna, um leque de possibilidades se abre. Uma delas é a de se relacionar com outro parceiro/parceira de forma tão natural que talvez essa reflexão tenha rompido algumas barreiras do pensar em seu interior. Quem/quando/onde ensinou esse idoso a utilizar preservativo (masculino/feminino) ou lubrificantes para tornar o intercurso sexual mais prazeroso sem desconforto para ambos (Aguiar et al., 2020; Brasil, 2019b; Andrade et al., 2017; Rozendo; Alves, 2015; Alencar et al., 2014)?

Ante esses questionamentos, a evidência científica mostra dados como o aumento dos índices de IST na população de 50 anos ou mais. No caso do HIV, existe um crescimento significativo entre homens e mulheres na faixa etária de 60 anos ou mais. Isso só reforça a vulnerabilidade desses idosos diante do preconceito e da falta de informação de qualidade sobre as formas adequadas de prevenção a serem utilizadas durante as relações sexuais a fim de evitar contrair ou transmitir uma IST (Aguiar et al., 2020; Brasil, 2019b; Andrade et al., 2017; Uchôa et al., 2016; Alencar et al., 2014).

Atualmente, conforme o Departamento de Condições Crônicas e Infecções Sexualmente Transmissíveis do Ministério da Saúde, são 14 as principais ISTs: cancro mole (cancroide), gonorreia, infecção por clamídia, papiloma vírus humano (HPV), doença inflamatória pélvica (DIP), donovanose, linfogranuloma venéreo (LGV), sífilis, infecção pelo HTLV, tricomoníase, hepatites virais, HIV, herpes genital e zika vírus (Brasil, 2020). Algumas delas serão abordadas ao longo dos próximos capítulos, evidenciando o microrganismo causador, principais sintomas e prevenção.

5.1 Herpes genital

O herpes genital é classificado como uma doença infectocontagiosa sujeita a recidivas. A infecção causada pelo vírus da herpes simples é classificada em tipo 1 (HSV-1), tendo como manifestações clínicas lesões de herpes orolabial, e tipo 2 (HSV-2), com lesões ulcerativas nos órgãos genitais masculino e feminino. Contudo, a incidência da HSV-1 tem alterado seu padrão de infecção, que era exclusivamente oral, para contaminação por via sexual, ou seja, por meio do sexo oral sem preservativo. A grande maioria dos casos estão relacionados com o HSV-2 (Sukik et al., 2019; Penello et al., 2010).

A estimativa de infecção pelo HSV-2 chega a aproximadamente 417 milhões de pessoas no mundo. Sua prevalência tem sido aumentada em regiões onde o acesso a educação e as condições socioambientais são deficitárias. A infecção causada pelo HSV-2 está intimamente relacionada àquela pelo HIV, pois ambos os vírus aumentam a transmissibilidade um do outro. O HSV-2 é a causa mais comum de ulcerações genitais entre todas as ISTs (Looker et al., 2020; Rosa-Santos; Silva; Pereira Jr., 1996).

A maioria dos casos de HSV-2 não são diagnosticados em virtude de os sinais e sintomas serem de curta duração ou, dependendo do indivíduo, os casos serem assintomáticos. A principal forma de prevenção é o uso do preservativo durante o sexo oral/vaginal/anal. A infecção não é erradicada, ou seja, não existe cura; as medicações usadas até o momento servem para controle das manifestações clínicas, podendo a infecção permanecer latente por toda a vida do paciente. Atualmente, grandes investimentos estão sendo feitos em pesquisas para o desenvolvimento de uma vacina preventiva (Garland; Steben, 2014).

O HSV-2 apresenta um período de incubação que pode variar de 1 a 26 dias após o contágio, com uma média de sete dias para apresentação dos primeiros sinais e sintomas. No entanto, grande parte da população que tem herpes genital não sabe que tem a doença. As principais manifestações clínicas são febre, cefaleia, mialgias e adinamia, porém todas antecedem a formação de vesículas eritematosas, ulceração e reepitelização, que duram cerca de duas ou três semanas, sendo lesões extremamente dolorosas na mucosa dos órgãos genitais (Penello et al., 2010). A Figura 5.1 ilustra lesões ulcerativas no pênis.

Figura 5.1 – Lesões ulcerativas no pênis

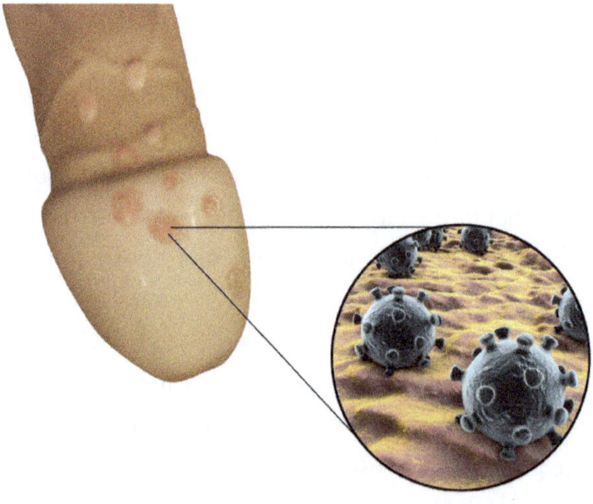

Kateryna Kon/Shutterstock

5.2 HIV/Aids

A epidemia de HIV/Aids está atingindo a população idosa de forma avassaladora e se tornando um sério problema de saúde pública, despertando os olhares dos programas de enfrentamento e prevenção às ISTs do Ministério da Saúde. Durante a primeira década do HIV/Aids, poucos idosos foram diagnosticados; já em meados dos anos de 2000, foram notificados 4.761 casos de infecção do HIV em pessoas com 60 anos ou mais. Contudo, um grande salto ocorreu por volta de 2016, quando foram contabilizados 28.122 casos, representando um crescimento assustador de 700% (Aguiar et al., 2020; Fonseca; Batista; Santana, 2020; Galarça; Galarça, 2020).

Várias hipóteses são levantadas, sugerindo falta de educação sexual para pessoa idosa, aumento da expectativa de vida de forma global (e isso inclui a saúde sexual), uso de terapias hormonais e descoberta de medicamentos que mantêm a ereção do pênis e o aumento do estímulo sexual. Em 2008, o Programa Nacional de IST e Aids passou a incluir as pessoas com 50 anos ou mais nas políticas de prevenção.

Desconstruir que a velhice é assexuada é de extrema importância, visto que a pesquisa em saúde baseada em evidência mostra o contrário, ou seja, o idoso é uma pessoa sexualmente ativa. Talvez não tenha a mesma virilidade e os mesmos desejos da juventude, mas está envolvido em um ou mais relacionamentos sexuais e com vários comportamentos de risco que podem aumentar a probabilidade de contrair uma IST. Idoso também faz sexo oral, anal e vaginal e precisa de orientação com relação ao uso correto do preservativo e às principais formas de prevenção (Aguiar et al., 2020; Galarça; Galarça, 2020; Bastos et al., 2018).

O HIV/Aids é uma das ISTs que apresentou vários desfechos negativos avassaladores nas últimas décadas, influenciando diretamente a saúde e a cultura sexual de gerações. Seu desencadear histórico, cultural e patológico evoca reflexões sobre comportamento de risco, conduta sexual e vulnerabilidade de todos os indivíduos acometidos e seus familiares. A infecção causada pelo HIV manifesta grande quantidade de apresentações clínicas que perpassam a fase aguda até a fase avançada da doença. O desfecho da infecção em indivíduos não tratados transcorre por um período médio de dez anos, entre o tempo de contágio e o aparecimento da doença propriamente dita (Brasil, 2020; Brasil, 2018; Bastos et al., 2018).

O mecanismo fisiopatológico evolui da infecção aguda pelo vírus do HIV, passa pela latência clínica e fase sintomática e chega à Aids. Essa infecção aguda ocorre nas primeiras semanas da infecção pelo HIV por meio do contato com sangue ou secreções contaminados e se caracteriza pela elevada taxa de replicação do vírus nos tecidos linfoides – período em que o indivíduo é altamente infectante. Algumas manifestações clínicas surgem durante essa etapa e são classificadas como síndrome retroviral aguda (SRA); elas são sinais e sintomas comuns apresentados por outras infecções virais; contudo, desaparecem entre três e quatro semanas – fator limitante para o diagnóstico na fase inicial ou aguda da infecção. Febre, cefaleia, astenia, adenopatia, faringite, exantema e mialgia são as principais manifestações, podendo surgir esplenomegalia, letargia, anorexia e depressão (Brasil, 2020; Brasil, 2018).

O diagnóstico laboratorial é realizado com testes de imunoensaios de quarta geração que possibilitam uma janela de diagnóstico de aproximadamente 15 dias; porém, é importante ressaltar que o resultado da sorologia para a infecção pelo HIV depende do ensaio utilizado (Brasil, 2020; Brasil, 2018).

Na fase de latência clínica, o exame físico costuma ser normal, exceto pela linfadenopatia, que pode ser um achado clínico que persiste após a infecção aguda. No entanto, a progressão da infecção começa a ser observada de forma mais clara após a apresentação atípica de diferentes infecções, resposta tardia à antibioticoterapia e/ou reativação de infecções antigas (Brasil, 2020; Brasil, 2018).

A Aids se torna evidente com o aparecimento de infecções oportunistas (IO), como pneumocistose, neurotoxoplasmose, tuberculose pulmonar atípica ou disseminada, meningite criptocócica e retinite por citomegalovírus. A ocorrência de algumas neoplasias também é um indicativo do surgimento da síndrome, cujas principais são o sarcoma de Kaposi (SK), linfoma não Hodgkin e câncer de colo uterino. A infecção pelo HIV, em virtude do desencadeamento de processos inflamatórios agressivos, pode causar dano direto a alguns órgãos, levando a miocardiopatias, nefropatias e neuropatias (Brasil, 2020; Brasil, 2018).

Em 2016, a expectativa de vida do brasileiro ao nascer era de 72,2 anos para homens e 79,4 anos para mulheres, de acordo com o Instituto Brasileiro de Geografia e Estatística (IBGE). Nesse mesmo ano estimou-se que cerca de 830 mil indivíduos viviam com HIV/Aids no país, com uma taxa de prevalência na população geral de 0,4%. Em 2018, foram diagnosticados 43.941 novos casos de HIV e 37.161 casos de Aids. Nos últimos anos, têm-se utilizado as cascatas de cuidado como instrumentos fundamentais para nortear as tomadas de decisão e para desenhar políticas públicas baseadas em informações qualificadas (Brasil, 2019b, 2019d; CPLP; Unaids, 2018).

O Ministério da Saúde, em parceria com o Departamento de Doenças de Condições Crônicas e Infecções Sexualmente Transmissíveis (DCCI), tem empreendido ações programáticas para o cumprimento das metas 90-90-90 do Programa Conjunto das Nações Unidas sobre HIV/Aids (Unaids). O Brasil foi um dos primeiros países da América Latina e Caribe a adotar formalmente tais metas, as quais estão relacionadas ao alcance da porcentagem de 90% das pessoas vivendo com HIV (PVHIV) do país diagnosticadas, 90% das pessoas vivendo com HIV (PVHIV) diagnosticadas em terapia antirretroviral (Tarv) e 90% das pessoas em terapia antirretroviral (Tarv) com carga viral (CV) suprimida (Brasil, 2019b; CPLP; Unaids, 2018).

A principal forma de prevenção contra o HIV/Aids é o uso da camisinha em todas as relações sexuais (sexo oral, anal e vaginal). Recentemente, foi lançado o tratamento preventivo com duas novas armas para o combate à transmissão do HIV. A primeira é denominada *profilaxia pré-exposição* (PrEP), que utiliza medicamentos antirretrovirais de uso contínuo por pessoas que ainda não foram infectadas pelo HIV com o objetivo de reduzir a contaminação por relações sexuais. A segunda é conhecida como *profilaxia pós-exposição* (PEP), que também conta com o emprego de medicamentos antirretrovirais como forma preventiva, porém seu uso ocorre durante 28 dias em indivíduos que tiveram risco de contato com o vírus do HIV em virtude de relações sexuais que aconteceram sem o uso de preservativo. Essa medida é tomada com a finalidade de impedir que o HIV se instale no organismo de forma definitiva (Brasil, 2020; Brasil, 2019b; Brasil, 2018).

5.3 Sífilis

A sífilis é uma doença histórica que, de tempos em tempos, reemerge com características de reincidência *versus* prevalência de atenção epidemiológica e importância para saúde pública em nível local e mundial. Caracteriza-se por ser infecciosa sistêmica de evolução crônica, principalmente quando não diagnosticada e tratada em tempo hábil. O agente causador é a bactéria *Treponema pallidum*, que pode ser adquirida durante as relações sexuais (oral, anal, vaginal), de forma vertical, por meio de acidentes com material contaminado, via transfusões de sangue, contato com as lesões e via congênita (Mahmud et al., 2019; Brasil, 2016b).

O Ministério da Saúde alerta sobre a propagação da sífilis em indivíduos acima de 50 anos, ou seja, na população idosa. Em 2010, foram notificados 233 casos de sífilis adquirida em pacientes dessa faixa etária, em 2015 já totalizavam 2.973, e em meados de 2016, os números alcançaram a marca de 4.746. Assim, idosos precisam ser orientados quanto a comportamentos de risco que podem favorecer as ISTs. O exercício da sexualidade na fase de envelhecimento precisa ser compreendido como uma experiência positiva conquistada com o avançar da ciência e da qualidade da vida (Mahmud et al., 2019; Brasil, 2016b).

Para o idoso, as ISTs estão ligadas diretamente ao sexo e são resultado da falta de informação em educação sexual e condutas de risco. O processo do envelhecer não raro envolve a solidão depois de um amor que se foi, a ansiedade e outros sentimentos atrelados ao desejo sexual; esse conjunto de fatores carreia os idosos à procura de parceiros aleatórios, que podem estar no mesmo período de vida ou não, para satisfação de seus desejos. Sem orientação adequada, estes os expõem ao risco elevado das ISTs (Silva et al., 2020; Sales et al., 2013).

Segundo o *Boletim Epidemiológico Sífilis 2019*, a sífilis adquirida é considerada um agravo de notificação compulsória desde 2010 e teve em 2018 um aumento de 28,3% na detecção – passou de 59,1 para 75,8 casos/100.000 habitantes (Brasil, 2019c). A principal via de transmissão é pele ou mucosas pelo contato direto com lesões infectadas, característico de condutas sexuais de risco; contudo, pode ocorrer por meio de outras práticas como beijar ou tocar as lesões em diferentes locais como lábios, boca, peitos e ânus (Mahmud et al., 2019; Brasil, 2016b).

A sífilis tem um período de incubação que pode acontecer entre 10 e 90 dias, com média de 21 dias para aparição dos sintomas. Após a infecção, as bactérias se multiplicam no lugar da inoculação, formando uma úlcera, e algumas atingem os linfonodos regionais, ocorrendo na sequência uma disseminação para todo o organismo (Mahmud et al., 2019; Brasil, 2016b). As lesões ulcerativas da sífilis são representadas conforme ilustra a Figura 5.2.

Figura 5.2 – Lesões cancro sífilis

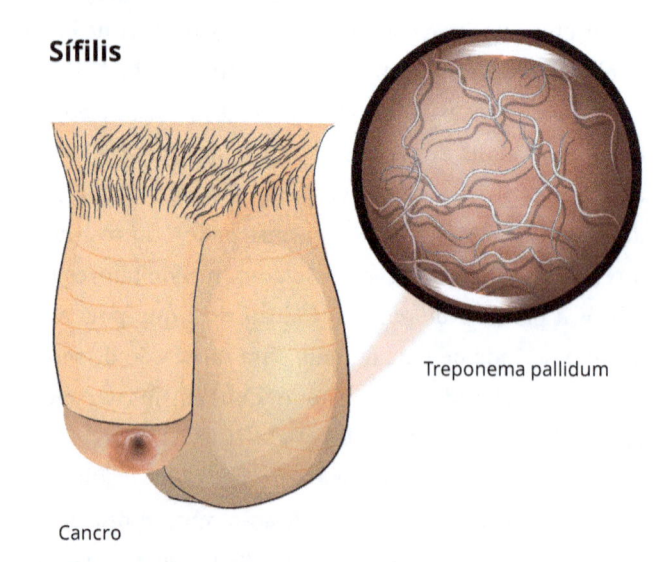

A sífilis, quando não diagnosticada e tratada, é dividida em dois estágios: a sífilis precoce (primária e secundária) e a tardia (terciária). Os principais mecanismos fisiopatológicos que a preconizam estão relacionados à sífilis primária, por meio do aparecimento do cancro com adenopatia satélite, ou seja, disseminação sistêmica do microrganismo. A sífilis secundária é caracterizada entre seis e oito semanas após o aparecimento da lesão primária e a latência precoce que pode ocorrer em menos de um ano. Por sua vez, a última fase da sífilis, conhecida como *terciária* ou *tardia*, se estende além de um ano a partir da infecção e pode incluir a neurossífilis e a sífilis cardiovascular, entre outras formas patológicas de manifestação da doença (Mahmud et al., 2019; Brasil, 2016b).

O diagnóstico laboratorial da sífilis depende da fase da infecção. Os exames disponíveis se dividem em duas categorias: os diretos, que buscam encontrar a bactéria na amostra a ser analisada; e os indiretos, que são testes imunológicos para identificar a infecção assintomática e confirmar o diagnóstico clínico. O tratamento preconizado pelo Ministério da Saúde pode variar de acordo com a fase clínica em que o indivíduo se encontra; contudo o fármaco de escolha é a Penicilina G Benzatina (Mahmud et al., 2019; Brasil, 2016b).

5.4 Infecção pelo HTLV

A infecção causada pelo vírus linfotrópico de células T humanas (HTLV) é uma patologia entre as várias ISTs; foi isolado em humanos em meados da década de 1980 com o objetivo de comprovar a associação entre infecção por retrovírus e o aparecimento de neoplasias. O Brasil é o país com maior número absoluto de casos de HTLV em nível global: estimativas do Ministério da Saúde indicam haver entre 700 mil e 2 milhões de indivíduos infectados. O vírus é dividido em quatro tipos: o HTLV-I e o HTLV-II, que foram identificados em 1980/1982, e o HTLV-III e o HTLV-IV, que foram descobertos em 2005 em populações da África Central; contudo, somente o HTLV-I tem importância patológica em humanos (Garcia; Hennington, 2019; Morais; Caires, 2017; Carneiro-Proietti et al., 2002).

Esse vírus é denominado *linfotrópico*, pois apresenta tropismo pelas células T CD4+ e CD8+ do sistema imunológico, o que significa que sua infecção causa no indivíduo uma supressão imune, expondo-o a doenças de caráter crônico e inflamatório. O HTLV-I é o tipo viral mais associado a processos patológicos. A maioria dos portadores é assintomática, aproximadamente 5% dos indivíduos infectados pelo HTLV podem desenvolver problemas de saúde relacionados ao vírus. Contudo, a infecção pode evoluir para quadros neurológicos degenerativos graves, leucemias e linfomas em um período muito longo após a infecção, aproximadamente entre 40 a 60 anos após o contágio, pela soroconversão tardia (Garcia; Hennington, 2019; Morais; Caires, 2017; Carneiro-Proietti et al., 2002).

Ainda não há cura para a infecção causada pelo HTLV. De acordo com a Organização Mundial da Saúde (OMS), esse vírus é reconhecido como agente etiológico da leucemia de células T do adulto (LTA), quadros mórbidos com manifestações neurológicas como paraparesia espástica tropical/mielopatia, incontinência urinária, infecções urinárias de repetição, manifestações hematológicas, manifestações oftalmológicas, manifestações cutâneas e desordens psiquiátricas (Garcia; Hennington, 2019; Morais; Caires, 2017; Carneiro-Proietti et al., 2002).

Assim como acontece com outros vírus que infectam o organismo humano, a transmissão do HTLV é horizontal e vertical. A transmissão horizontal ocorre pela via sexual (sexo desprotegido, sem uso de camisinha) e hematogênica (transfusões de sangue ou componentes contaminados). Já a transmissão vertical pode acontecer de mãe para o filho durante a gestação e a amamentação. Para uma transmissão eficiente do vírus, é necessário o contato célula-célula, ou seja, de uma célula infectada para uma célula hospedeira. A transmissão depende da transferência de linfócitos infectados presentes no sêmen, hemoderivados transfundidos e leite materno (Garcia; Hennington, 2019; Morais; Caires, 2017; Carneiro-Proietti et al., 2002).

Pela via sexual desprotegida ou por meio de condutas sexuais de risco, com o contato direto ao sêmen infectado pelo vírus, o homem tem maior probabilidade de contaminar a parceira ou parceiro – aproximadamente 60% de chance da propagação do homem para mulher e 4% da mulher para o homem. O sexo (oral, anal e vaginal) com o uso de preservativos é essencial para mitigar a transmissão do vírus (Garcia; Hennington, 2019; Morais; Caires, 2017; Carneiro-Proietti et al., 2002).

Conforme já registramos, os idosos estão, de fato, em um grupo de vulnerabilidade com relação à infecção pelas ISTs, seja pela ausência de políticas públicas direcionadas, seja pela falta de educação sexual e conscientização dessa população. Pesquisa desenvolvida no sudoeste baiano sobre o perfil socioepidemiológico dos portadores do HTLV mostra que parte da faixa etária está entre os 50 anos e que o número de indivíduos portadores maiores de 50 também tem aumentado. Em estudo realizado sobre o perfil epidemiológico dos portadores de HTLV atendidos em um instituto de referência em doenças infecciosas, evidenciou-se que a maioria dos indivíduos em acompanhamento eram mulheres acima de 60 anos (Rezende et al., 2019). Essas informações corroboram as abordagens expostas aqui de que, com o avançar tecnológico e farmacológico, os idosos têm conquistado uma vida sexual mais ativa, necessitando cada vez mais de orientação e cuidado para o enfrentamento dos diferentes tipos de IST nessa fase de vida (Garcia; Hennington, 2019; Morais; Caires, 2017; Carneiro-Proietti et al., 2002).

5.5 Cancro mole[1]

As relações sexuais na terceira idade com múltiplos parceiros e sem a devida orientação sexual com foco no uso de preservativos e precauções nas condutas de risco estão sujeitas às ISTs, tal-qualmente em qualquer outra faixa etária em que essas orientações são deixadas de lado, prevalecendo a cascata de emoções vivenciadas no momento. No entanto, as consequências são severas em virtude do comprometimento que a idade proporciona, como as que ocorrem com a população acima dos 50 anos.

Uma IST importante de ser abordada é a causada pelo microrganismo *Haemophilus ducreyi*, conhecida como *cancro mole* ou *úlceras genitais*, cuja incidência está relacionada a regiões tropicais como o Brasil. Suas características são de um cocobacilo curto, Gram-negativo, intracelular. Apresenta curto período de incubação e oscila aproximadamente entre 4 e 7 dias, dependendo do organismo do indivíduo. Inicialmente, aparece na região genital uma pequena pápula inflamatória envolta por halo eritematoso escuro que rapidamente evolui para uma lesão vesicopustulosa, a qual, ao se romper, resulta em lesão ulcerada, de base mole, rasa, com bordas irregulares, recoberta por exsudato necrótico purulento e envolta por halo eritematoso vivo. Essa descrição pode ser resumida pela aparência de um cancro mole ou úlcera genital.

As lesões genitais causadas pelo microrganismo *Haemophilus ducreyi* são dolorosas e em número, forma e tamanho variados devido a sua característica de autoinoculação. O enfartamento ganglionar inguinal pode estar presente em até 50% dos casos, geralmente unilateral; dois terços desses casos evoluem com

---

[1] Esta seção foi elaborada com base em González-Beiras et al. (2016), Belda Junior, Shiratsu e Pinto (2009) e Alfa (2005).

flutuação e fistulização, drenando material purulento em fístula única.

Nos homens, a lesão ou ferida aparece na cabeça do pênis, ou seja, na glande; na mulher, ocorre na vagina ou na região anal. A úlcera genital formada nem sempre é visível, mas provoca dor nas relações sexuais e durante a evacuação. O autoexame diário dos órgãos sexuais é de extrema importância para identificar qualquer alteração ou aparecimento de uma IST em fase inicial, tanto para mulheres quanto para homens.

O diagnóstico laboratorial é realizado por meio da coloração de Gram, com visualização de bacilos Gram-positivos. A cultura é realizada com meios de cultura específicos, e o tratamento é feito com o uso de antibióticos por aproximadamente cinco dias.

Para saber mais

Uma recomendação importante para conhecer mais sobre as principais ISTs, formas de transmissão, prevenção e os principais sinais e sintomas é o material produzido em 2017 pelo Ministério da Saúde intitulado *Álbum seriado das IST: material de apoio para profissionais de saúde.* Ele está disponível no seguinte endereço eletrônico:

BRASIL. Ministério da Saúde. Secretaria de Vigilância em Saúde. Departamento de DST, Aids e Hepatites Virais. **Álbum seriado das IST**: Material de apoio para profissionais de saúde. Brasília: Ministério da Saúde, 2017. Disponível em: <http://www.aids.gov.br/pt-br/pub/2017/album-seriado-das-infeccoes-sexualmente-transmissiveis-ist>. Acesso em: 7 jul. 2022.

Síntese

A saúde sexual do idoso está em evidência em virtude da elevação do número de casos de ISTs relatados na literatura, bem como o aumento e a autonomia da população idosa que apresenta comportamentos antes não evidenciados por suas gerações. Afinal, quem já conversou com seus pais e avós sobre educação sexual, IST, condutas sexuais de risco ou mesmo demonstrou fisicamente – com auxílio de dispositivos sexuais (próteses) ou objetos do cotidiano para facilitar a compreensão – a colocação adequada da camisinha, tanto feminina quanto masculina, e sua retirada após o intercurso sexual?

É comum confundir o que seria falta de respeito com a orientação adequada para um novo grupo da população que tem rompido as barreiras socioculturais impostas ao longo da vida perante o avançar a passos largos do século XXI. Assim, falar de sexo com a população idosa é uma questão de saúde pública.

Ao longo deste capítulo, tratamos de algumas ISTs de importância clínica e epidemiológica a toda a população, em especial a idosa – que tem adentrado nessa seara sem algumas ferramentas necessárias.

Começamos com o herpes genital, infecção causada pelo vírus do herpes simples e classificada em tipo 1 (HSV-1), que tem como manifestações clínicas lesões de herpes orolabial, e em tipo 2 (HSV-2), lesões ulcerativas nos órgãos genitais masculino e feminino.

Tratamos sobre HIV/Aids e seu mecanismo fisiopatológico, evoluindo da infecção aguda pelo vírus do HIV, perpassando pela latência clínica e fase sintomática e chegando à Aids.

Tratamos também da sífilis, muito disseminada pelo país e cujo agente causador é a bactéria *Treponema pallidum*, que pode ser adquirida durante as relações sexuais (oral, anal, vaginal), de forma vertical, por meio de acidentes com material contaminado, via transfusões de sangue, contato com as lesões e via congênita.

Abordamos a não muito conhecida IST causada pelo HTLV, vírus denominado *linfotrópico*, pois tem tropismo pelas células T CD4+ e CD8+ do sistema imunológico, o que significa que sua infecção provoca no indivíduo uma supressão imune, expondo-o a doenças de caráter crônico e inflamatório.

Por fim, identificamos as tão famosas úlceras genitais ou *cancro mole*, que aparecem na glande do pênis ou nas regiões perianais, conhecidas por causar grande dor e desconforto durante as relações sexuais.

Questões para revisão

1. Com o constante desenvolvimento científico e tecnológico empregado na pesquisa da propagação de patologias infectocontagiosas relacionadas ao sexo, entendeu-se que existe a possibilidade de um indivíduo sem sinais e sintomas ter e transmitir uma infecção relacionada ao sexo. Em virtude disso, a nomenclatura *doenças sexualmente transmissíveis* (DST), até então utilizada, ficou desatualizada e passou a ser conhecida como:
   a) infecções sexualmente transmissíveis.
   b) patologias sexualmente transmissíveis.
   c) sinais e sintomas relacionadas ao sexo.
   d) doenças de transmissão sexual.
   e) sintomas de doenças relacionadas ao sexo.

2. Conforme o Departamento de Condições Crônicas e Infecções Sexualmente Transmissíveis do Ministério da Saúde, são apontadas 14 principais IST. Marque a seguir a alternativa que apresenta doenças que **não** são consideradas ISTs:
   a) DIP, HPV e HTLV.
   b) Cancro mole, gonorreia e clamídia.
   c) Diabetes, cólera e febre amarela.
   d) Herpes genital, hepatites virais e HIV.
   e) Gonorreia, HPV, HTLV.

3. O herpes genital é classificado como uma doença infectocontagiosa sujeita a recidivas. Essa infecção tem a prevalência aumentada em regiões do mundo onde o acesso à educação e as condições socioambientais são deficitárias. No que tange à infecção causada pelo vírus da herpes, nas afirmações a seguir marque (V) para as verdadeiras e (F) para as falsas.

   ( ) A infecção causada pelo vírus da herpes simples é classificada em tipo 1 (HSV-1), que tem como manifestações clínicas lesões de herpes orolabial, e em tipo 2 (HSV-2), com lesões ulcerativas nos órgãos genitais masculino e feminino.

   ( ) A infecção causada pelo HSV-2 está intimamente relacionada à infecção pelo HIV, e ambos os vírus aumentam a transmissibilidade um do outro.

   ( ) A maioria dos casos de HSV-2 não são diagnosticados em virtude de os sinais e sintomas serem de curta duração ou, dependendo do indivíduo, os casos serem assintomáticos. A principal forma de prevenção é o uso do preservativo durante o sexo oral/vaginal/anal.

( ) A infecção não é erradicada, ou seja, não existe cura, e as medicações usadas até o momento servem para controle das manifestações clínicas, podendo a infecção permanecer latente por toda a vida do paciente.

Agora, assinale a alternativa que apresenta a sequência correta de preenchimento dos parênteses, de cima para baixo:

a) V – F – V – F.
b) V – V – V – V.
c) F – V – F – V.
d) F – F – V – V.
e) F – F – F – F.

4. O Ministério da Saúde e o Departamento de Doenças de Condições Crônicas e Infecções Sexualmente Transmissíveis (DCCI) não estão medindo esforços em ações programáticas para o cumprimento das metas 90-90-90 do Programa Conjunto das Nações Unidas sobre HIV/Aids (Unaids). O Brasil foi um dos primeiros países da América Latina e Caribe a adotar formalmente essas metas. Descreva um compilado geral sobre cada uma delas.

5. A sífilis é uma doença histórica que, de tempos em tempos, reemerge com características de reincidência *versus* prevalência de atenção epidemiológica e importância para a saúde pública em nível local e mundial. Trata-se de uma doença infecciosa sistêmica de evolução crônica, principalmente quando não diagnosticada e tratada em tempo hábil. Indique qual é o microrganismo causador dessa infecção.

Questões para reflexão

1. A principal forma de prevenção contra o HIV/Aids é o uso da camisinha em todas as relações sexuais (sexo oral, anal e vaginal). Recentemente, o tratamento preventivo passou a contar com duas novas armas para o combate à transmissão do HIV. Identifique quais são elas e fale sobre seus objetivos.

2. A infecção causada pelo vírus linfotrópico de células T humanas (HTLV) é uma das várias ISTs existentes. Esse vírus foi isolado em humanos em meados da década de 1980 com o objetivo de comprovar a associação entre infecção por retrovírus e o aparecimento de neoplasias. O Brasil é o país com maior número absoluto de casos de HTLV em nível global. As estimativas do Ministério da Saúde indicam haver entre 700 mil e 2 milhões de indivíduos infectados. Reflita por que, no HTLV, o homem tem maior probabilidade de contaminar sua parceira ou parceiro.

Capítulo 6
Infecções sexualmente transmissíveis: parte II

Willian Barbosa Sales

Conteúdos do capítulo

- HPV.
- Donovanose.
- Gonorreia e infecção por clamídia.
- Linfoglanuloma venéreo e tricomoníase.
- Educação em saúde sexual no idoso.

Após o estudo deste capítulo, você será capaz de:

1. relatar a importância de sexo seguro e da educação sexual para o idoso;
2. relacionar os principais microrganismos causadores das ISTs;
3. identificar os principais sinais e sintomas apresentados por cada IST.

Neste capítulo, continuaremos a descrever algumas ISTs importantes e realizar uma abordagem direta sem perder o cunho científico sobre sexo seguro e educação sexual para o idoso.

Logo de início, lançamos a você, leitor(a), uma pergunta que talvez lhe cause inquietude, perplexidade e desconforto: Você já falou sobre sexo com um idoso com quem convive de algum modo? Já comentou a respeito das diferentes formas de se obter prazer sexual? Já conversou sobre saúde sexual? Já tratou acerca de condutas sexuais de risco?

Certamente, você está pensando que isso seria bastante inconveniente e incômodo tanto para você quanto para o idoso. Todavia, é justamente esta a intenção: provocar em você a necessidade de trilhar caminhos até então nunca imaginados e perceber que há uma população carente de informação de qualidade próxima a nós, que precisa de orientação e ensinamentos científicos, assim como os adolescentes com seus exalantes hormônios sexuais.

Os idosos podem não ter mais esses hormônios da juventude, mas têm um cérebro repleto de pensamentos, perguntas e ávido por respostas com relação a algo que não lhes foi dado na adolescência: educação e orientação sexual. Esses ensinamentos podem não ter sido passados por preconceito, desinformação enraizada por gerações ou simplesmente porque se achava que a vida um dia iria ensinar. Pois bem, chegamos à fase inversa do processo, ou seja, eles estão aprendendo com a vida – o que faz com que os índices epidemiológicos das IST entre o público idoso aumentem cada dia mais. Precisamos quebrar esse ciclo vicioso com informação, orientação e ciência a fim de ajudá-los a ter uma vida sexual saudável. Por isso, nas próximas seções, forneceremos informações sobre outras ISTs de relevância para a população em foco nesta obra.

6.1 HPV

O cuidado do corpo sempre foi e será uma prioridade para muitos indivíduos; contudo, na terceira idade ele deve ser intensificado, principalmente no que tange à saúde sexual de homens e mulheres. O autocuidado precisa estar permanentemente em evidência, pois o progresso biotecnológico ofereceu novos caminhos a serem trilhados pela terceira idade no que diz respeito ao desempenho das atividades sexuais. Terapias de restituição hormonal e próteses para disfunção erétil proporcionam uma vida sexual ativa para homens e mulheres após os 50 anos, razão por que a orientação adequada se faz necessária, principalmente as práticas preventivas voltadas a reduzir as chances de contaminação pelas ISTs – com destaque para o HPV, pelo risco da incidência de câncer no colo uterino e, em situações mais extremas, do câncer de pênis (Santos et al., 2015; Brasil, 2015b).

Uma das ISTs que se tem apresentado na mídia nos últimos anos é o papiloma vírus humano (HPV). Ao entrar em contato com o organismo humano, esse vírus pode provocar lesões na pele e nas mucosas. Sua principal forma de transmissão é pela via sexual, com o contato oral-genital, genital-genital ou manual-genital. A diversidade do vírus é bastante grande (há, aproximadamente, 100 tipos de HPV), contudo, 40 deles podem contaminar a região perianal ou anogenital. Alguns têm característica oncogênica, entre eles os tipos 16 e 18, que prevalecem nos diagnósticos de câncer cervical invasivo. No homem, os tipos 6 e 11 são os mais encontrados em lesões não displásicas, como verrugas genitais, e os tipos 16, 18, 31 e 33 são relacionados ao carcinoma *in situ* e invasivo (Silva et al., 2018; Libera et al., 2016; Brasil, 2015b; Leto et al., 2011).

Segundo dados do Instituto Nacional do Câncer (Inca), o câncer cervical é o segundo tumor mais frequente entre as mulheres e a quarta causa de morte da população feminina no Brasil; porém, somente 5% dos indivíduos acometidos pelo HPV apresentam alguma manifestação. A prevenção anual é a melhor estratégia para se detectar esse tipo de câncer em fases iniciais e garantir um tratamento eficaz. O exame Papanicolau, também conhecido como *exame preventivo* ou *citopatológico*, é o mais adequado e barato para o rastreamento do câncer cervical fornecido pelo Sistema Único de Saúde (SUS) (Libera et al., 2016; Santos et al., 2015; Brasil, 2015b).

A infecção pelo HPV ocorre quando há microlesões nas células da mucosa, principalmente no colo do útero; essa é a porta de entrada do vírus, que libera seu DNA replicando e podendo permanecer em estado latente por vários anos, não provocando nenhuma manifestação clínica.

As manifestações clínicas da infecção pelo HPV são verrugas ou lesões exofíticas, também conhecidas como *condilomas acuminados*, e, em alguns vocabulários regionais, como "crista de galo", em menção à aparência das verrugas que aparecem nos órgãos genitais da mulher e do homem com o passar do tempo sem tratamento (Libera et al., 2016; Brasil, 2015b; Leto et al., 2011).

As verrugas são bem características, e quando o paciente não recebe tratamento adequado em virtude da quantidade formada, pode ter aparência de couve-flor. Nas mulheres infectadas, as verrugas podem surgir no colo do útero, na vagina, na vulva, na região pubiana, na região perianal e no ânus (Libera et al., 2016; Brasil, 2015b; Leto et al., 2011), conforme mostra a Figura 6.1.

Figura 6.1 – HPV no aparelho genital feminino

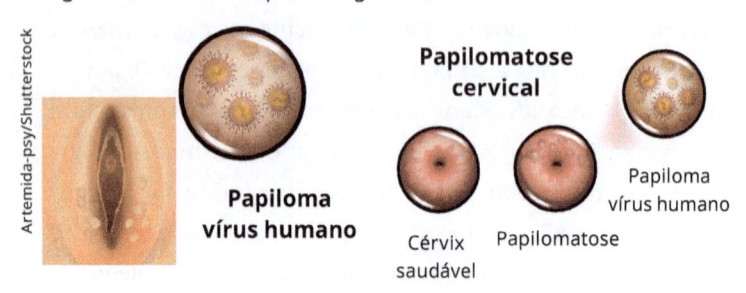

No homem, a ocorrência das lesões pode se dar no pênis, no escroto, na região pubiana, na região perianal e no ânus (Libera et al., 2016; Brasil, 2015b; Leto et al., 2011), conforme ilustra a Figura 6.2.

Figura 6.2 – HPV no pênis

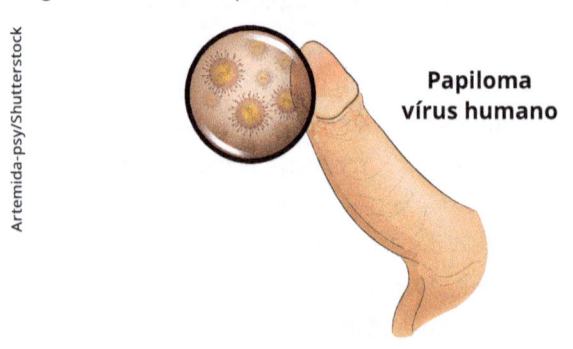

No entanto, com a frequência do sexo oral sem o uso do preservativo, as lesões podem surgir na boca e na garganta em ambos os gêneros (Libera et al., 2016; Brasil, 2015b; Leto et al., 2011), de acordo com o que mostra a Figura 6.3.

Figura 6.3 – HPV na boca

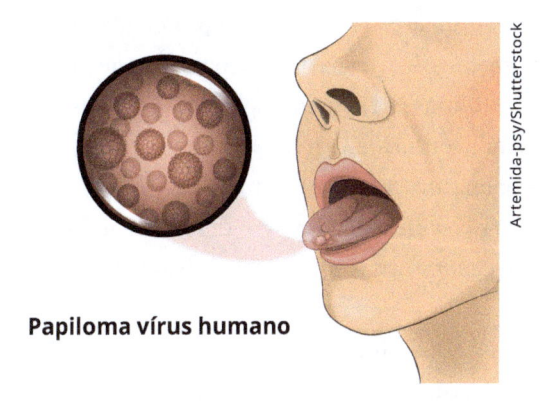

Papiloma vírus humano

Quando o vírus infecta o indivíduo, as células do epitélio sofrem maturação e multiplicação acelerada, induzidas pelas oncoproteínas do vírus, causando um processo neoplásico benigno que, se não detectado, pode evoluir para um processo neoplásico maligno. Contudo, vale ressaltar que apenas a presença do vírus HPV não justifica todo o processo de carcinogênese, e sim a atuação do vírus HPV em conjunto com fatores de risco, como tabagismo, início precoce da vida sexual, resposta imunológica, uso de contraceptivos orais e comportamento sexual de risco (Libera et al., 2016; Brasil, 2015b; Leto et al., 2011).

Quando entram na menopausa, as mulheres sofrem alterações anatômicas e fisiológicas em seu aparelho reprodutor decorrentes da idade, como o declínio da produção ovariana de estrogênio e progesterona, adelgaçamento da parede vaginal, estreitamento no comprimento da vagina, perda de elasticidade e diminuição da lubrificação vaginal pelas glândulas de Bartholin. Todas essas modificações tendem a tornar o intercurso sexual desconfortável, podendo ocorrer ferimentos e sangramentos. A higiene íntima em muitos casos na terceira idade é comprometida justamente com comportamentos de risco, e o não acompanhamento ginecológico expõe essas idosas às ISTs, em especial o HPV e as neoplasias no colo uterino, conforme explicamos anteriormente. Em virtude dos condicionantes do envelhecimento biológico, a mulher idosa apresenta risco aumentado para o desenvolvimento de doenças crônico-degenerativas, como o câncer (Santos et al., 2015; Brasil, 2015b).

Por sua vez, o câncer de pênis é uma neoplasia rara, mas atinge homens da terceira idade, ou seja, idosos de diferentes grupos étnicos, tendo alta incidência em países em desenvolvimento como o Brasil. Essa patologia acomete indivíduos que mantêm hábitos de higiene inadequados, têm nível social baixo, sendo prevalente em não circuncidados – a fimose é um dos principais fatores de risco. Muitas vezes, esse tipo de câncer está associado ao HPV (Souza; Dourado, 2015; Brasil, 2015b; Costa et al., 2013; Reis et al., 2010).

Pesquisas baseadas em evidências têm demonstrado a associação do HPV com lesões benignas e malignas no pênis. Esses estudos sugerem que pacientes infectados com os tipos virais oncogênicos 16, 18, 31 e 33 apresentam uma predisposição para o desenvolvimento destes. A literatura aponta a presença do vírus entre 15% e 71% dos casos de câncer de pênis. Em muitos homens, causa o condiloma acuminado, ou seja, aquelas verrugas que podem aparecer em volta da glande do pênis, ao passo que em outros pode não haver sintomas. Ainda, alguns podem apresentar lesões intrauretrais desconhecidas pelo próprio paciente, sendo uma fonte potencial de transmissão para os parceiros sexuais (Souza; Dourado, 2015; Brasil, 2015b; Reis et al., 2010; Carvalho et al., 2007).

O HPV é considerado de alto risco para o desenvolvimento de câncer de colo do útero e outros cânceres anogenitais. Reconhecendo que a prevenção é a melhor forma de mitigar as ISTs, desde 2014, o Ministério da Saúde, por meio do Programa Nacional de Imunizações (PNI), ampliou o calendário nacional de imunização do SUS com mais uma ferramenta para prevenção dessa forma de câncer: a vacina quadrivalente contra o vírus HPV, testada e aprovada pela Agência Nacional de Vigilância Sanitária (Anvisa). O esquema vacinal consiste em duas doses, aplicadas com um intervalo de seis meses entre elas. No primeiro momento, ela foi direcionada a meninas na faixa etária de 9 a 14 anos sem vida sexual ativa, e em 2017, disponibilizada a meninos de 12 a 14 anos como forma de prevenção e impedir a transmissão do vírus. Havia a expectativa de que até 2020 a cobertura vacinal fosse realizada em toda a população dessa faixa etária (Silva et al., 2018; Brasil, 2015b; Brasil, 2013), mas isso foi prejudicado em virtude da pandemia de Covid-19.

6.2 Donovanose

Essa é uma IST endêmica no Brasil, descrita pela primeira vez na Índia, com característica crônica progressiva, porém pouco conhecida por grande parte da população, talvez por sua baixa incidência (aproximadamente 5% entre as ISTs). Suas lesões ulcerativas são causadas por uma bactéria com formato de cocobacilo Gram-negativo, aeróbio facultativo – a *Klebsiella granulomatis* –, que acomete mormente a pele e as mucosas dos órgãos genitais, da virilha e do ânus (Belda Junior, 2020; Brasil, 2015a; Bezerra; Jardim; Silva, 2011).

A infecção, que pode ocorrer por via sexual desprotegida, tem início com um nódulo ou uma pápula no local de inoculação do microrganismo que forma uma erosão no local, levando ao surgimento de uma úlcera que cresce lentamente, sangra com facilidade e é indolor. Pode ocorrer de forma localizada ou extensa e até chegar a lesões viscerais, que acontecem pela disseminação do microrganismo por via hematogênica (Belda Junior, 2020; Brasil, 2015a; Bezerra; Jardim; Silva, 2011).

Essa IST é considerada uma doença negligenciada, mais comum em indivíduos com hábitos de higiene precários e relacionada a questões socioeconômicas e condições de vida. Seu tratamento é realizado por meio da prescrição de antibióticos, como a azitromicina e a doxiciclina, conforme recomendado pelo Ministério da Saúde. Sua incidência ocorre em indivíduos adultos com faixa etária entre 20 e 40 anos, período de maior atividade sexual, mas não exclui indivíduos idosos, que também podem contrair essa IST por relação sexual desprotegida. A infecção por donovanose aumenta em 4,7 vezes a infecção pelo HIV em virtude das úlceras genitais (Belda Junior, 2020; Brasil, 2015a; Bezerra; Jardim, Silva, 2011).

6.3 Gonorreia e infecção por clamídia

Tanto a gonorreia quanto a infecção por clamídia podem acometer indivíduos em diferentes faixas etárias, mas sua incidência é maior em indivíduos jovens. A presença desses dois microrganismos – *Neisseria gonorrhoeae* e *Chlamydia trachomatis* – causa a cervite mucopurulenta, ou *endocervicite*; é, portanto, uma inflamação da mucosa endocervical do colo uterino. Essa associação é comum em mulheres que usam de forma irregular o preservativo, têm múltiplos parceiros sexuais, são sexualmente ativas ou com história de infecção por outras ISTs (Lovett; Ducan, 2019; Witkin et al., 2017; Brasil, 2015b).

Na maioria dos casos (entre 70% e 80%), esse tipo de infecção é assintomático; não obstante, entre os sintomas estão corrimento vaginal, sangramento intermenstrual, dispareunia, disúria e presença de material mucopurulento no orifício externo do colo. Os principais desfechos detectados dessas infecções quando não tratadas são: dor pélvica, doença inflamatória pélvica, gravidez ectópica e infertilidade (Lovett; Ducan, 2019; Witkin et al., 2017; Brasil, 2015b).

O diagnóstico dessas infecções é realizado por meio de exames laboratoriais como a coloração de Gram, cultura dos microrganismos ou testes de biologia molecular (como o Nucleic Acid Amplification Test – NAAT). O tratamento é realizado conforme preconizado no Protocolo Clínico e Diretrizes Terapêuticas para Atenção Integral à Pessoa com Infecções Sexualmente Transmissíveis, do Ministério da Saúde. Ele consiste na utilização de antimicrobianos específicos, a depender do tipo de infecção causada: para infecção anogenital não complicada (uretra, colo do útero e reto), o fármaco de escolha é ciprofloxacina; para infecção gonocócica não complicada da faringe, usa-se a ceftriaxona; para infecção gonocócica disseminada, emprega-se a ceftriaxona; e em casos de infecção por clamídia, utiliza-se a azitromicina (Lovett; Ducan, 2019; Brasil, 2015b).

As uretrites, ou seja, infecções da uretra, também são classificadas como IST e têm os mesmos agentes etiológicos já citados (*Neisseria gonorrhoeae* e *Chlamydia trachomatis*); sua principal característica é a inflamação da uretra acompanhada de corrimento. Esses microrganismos podem ser transmitidos em relações sexuais sem uso de preservativos (sexo oral, anal e vaginal). O corrimento que emerge da uretra pode ter um aspecto mucoide ou purulento, com volume variável, e estar associado ou não a dor, disúria, estrangúria, prurido uretral e eritema no meato uretral. Os mesmos fatores de risco aparecem para as uretrites: indivíduos geralmente novos, baixo nível socioeconômico, múltiplas parceiras ou parceiros sexuais, histórico de IST e uso irregular do preservativo. Contudo, esse tipo de infecção não se restringe a esse público, pois idosos sexualmente ativos que não fizerem uso correto de preservativos também podem ser acometidos (Lovett; Ducan, 2019; Brasil, 2015b).

A uretrite gonocócica é causada pela bactéria *Neisseria gonorrhoeae*, classificada como um diplococo Gram-negativo intracelular. A infecção pode ocorrer por ato sexual, com até 50% de chance entre um parceiro infectado e outro. Os locais primários da infecção dependem da conduta sexual utilizada: podem ser a mucosa da uretra, a endocérvice, o reto ou a faringe, no caso de sexo oral; ou, ainda, na conjuntiva, no caso do contato com sêmen, lubrificação vaginal ou autoinoculação. Nas mulheres, é assintomática, ao passo que, nos homens, a presença do corrimento uretral purulento ou mucopurulento e disúria são comuns. O período de incubação do microrganismo é de cerca de dois a cinco dias, tempo decorrido desde o primeiro contato até as manifestações clínicas da infecção (Lovett; Ducan, 2019; Brasil, 2015b). Orientações sobre as formas de transmissão, sintomas e prevenção podem ser elucidadas na Figura 6.4.

Figura 6.4 – Infecção por *Neisseria gonorrhoeae*

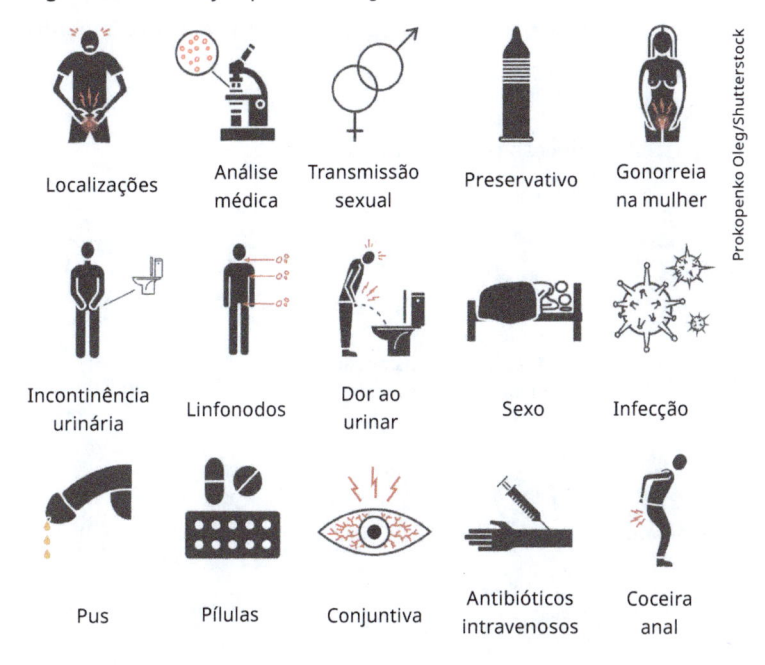

Localizações	Análise médica	Transmissão sexual	Preservativo	Gonorreia na mulher
Incontinência urinária	Linfonodos	Dor ao urinar	Sexo	Infecção
Pus	Pílulas	Conjuntiva	Antibióticos intravenosos	Coceira anal

Prokopenko Oleg/Shutterstock

A *Chlamydia trachomatis* é uma bactéria Gram-negativa intracelular obrigatória, a qual está envolvida na uretrite não gonocócica sintomática. Nos homens, responde por 50% dos casos de uretrite não gonocócica e sua transmissão ocorre por contato sexual com período de incubação entre 14 e 21 dias. Essa infecção se apresenta com corrimentos mucoides discretos e disúria leve intermitente e, caso não tratada, pode evoluir para prostatite, epididimite, balanite, conjuntivite por autoinoculação e síndrome uretro-conjuntivo-sinovial.

Uma das principais características da *Chlamydia trachomatis* é que, após infecção no trato genital feminino, as manifestações clínicas são assintomáticas, o que dificulta o diagnóstico e o tratamento (Witkin et al., 2017; Brasil, 2015b). Orientações sobre as formas de transmissão, sintomas e prevenção estão ilustradas na Figura 6.5.

Figura 6.5 – Infecção por *Chlamydia trachomatis*

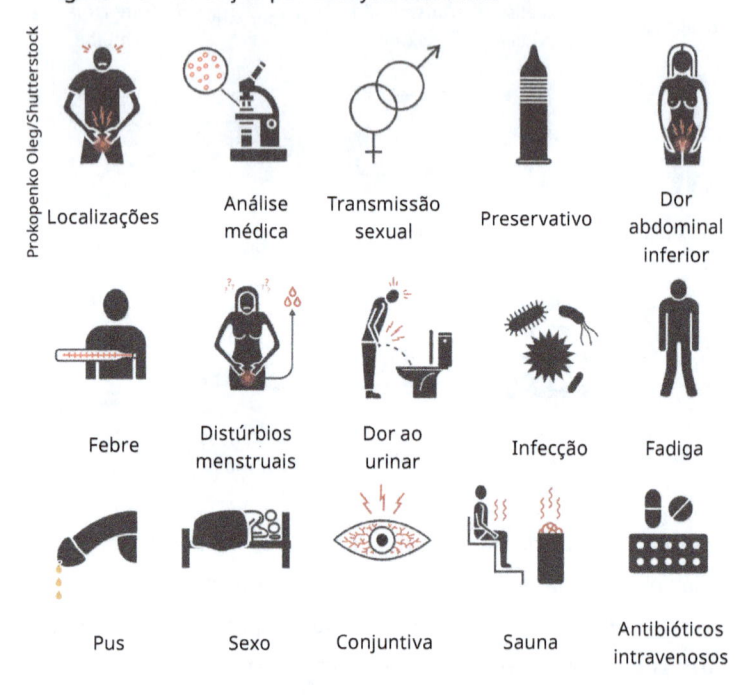

Localizações	Análise médica	Transmissão sexual	Preservativo	Dor abdominal inferior
Febre	Distúrbios menstruais	Dor ao urinar	Infecção	Fadiga
Pus	Sexo	Conjuntiva	Sauna	Antibióticos intravenosos

Prokopenko Oleg/Shutterstock

6.4 Linfogranuloma venéreo e tricomoníase

O linfogranuloma venéreo (LGV), também conhecido popularmente como "mula", é uma IST com importantes manifestações clínicas causadas pelos sorotipos L1, L2 e L3 da bactéria intracelular já mencionada, a *Chlamydia trachomatis*. Manifesta caráter endêmico em países de clima tropical e subtropical. Após o período de incubação, a infecção costuma aparecer entre 3 e 30 dias, com o surgimento de uma pápula que pode ulcerar no local da inoculação do microrganismo (nos homens, no prepúcio ou na glande do pênis, e nas mulheres, na vulva ou na parede vaginal) (Brasil, 2015b; Hernani; Nadal, 2007).

A infecção subdivide-se em três fases de evolução. A **primeira** é a de inoculação e se caracteriza pela formação de uma pápula, pústula ou exulceração indolor que, com o passar dos dias, desaparece sem deixar sequelas; essa é uma das causas da dificuldade de diagnóstico inicial do LGV. No homem, ela aparece no sulco coronal, frênulo e prepúcio do pênis; na mulher, as lesões podem ocorrer na parede vaginal posterior, colo do útero e partes dos órgãos genitais externos (Brasil, 2015b; Hernani; Nadal, 2007). A **segunda** fase do LGV é a de disseminação linfática regional. No homem, é caracterizada por uma linfadenopatia inguinal que tende a evoluir entre uma e seis semanas após a lesão inicial de forma unilateral; já na mulher, a adenopatia depende do local da lesão de inoculação. Na **terceira** fase (ou de sequelas), verifica-se grande comprometimento ganglionar, uma das consequências crônicas do LGV; e pode ocorrer a formação da elefantíase genital em ambos os sexos, ocasionada pela obstrução linfática por fibrose (Brasil, 2015b; Hernani; Nadal, 2007).

Nos praticantes de sexo anal sem preservativo, é comum o surgimento de proctites hemorrágicas, que ocorrem por inoculação direta do microrganismo. O diagnóstico é realizado mediante exames laboratoriais, correlacionados ao quadro clínico do paciente, e deve ser considerado em todos os casos de adenite inguinal, elefantíase genital, estenose uretral ou retal. O tratamento é feito com uso de antimicrobianos (Hernani; Nadal, 2007).

Uma das causas das infecções do trato reprodutivo (ITR) é ocasionada pela IST tricomoníase, corrimento vaginal caracterizado como uma síndrome comum que ocorre principalmente na idade reprodutiva e que pode ser acompanhada de prurido, irritação local e/ou alteração de odor. Todos os casos de corrimento vaginal são considerados ITR; contudo, somente a tricomoníase tem uma IST como base (Muzny, 2018; Brasil, 2015b; Alves et al., 2011; Maciel; Tasca; Carli, 2004).

A tricomoníase é causada por um protozoário flagelado chamado *Trichomonas vaginalis*, tendo como reservatórios o colo uterino, a vagina e a uretra. Sua prevalência é de 10% a 35% dos casos; trata-se da IST não viral mais comum em todo o mundo, com uma incidência anual superior a 180 milhões de casos. A OMS estima que essa infecção está envolvida em quase 50% das ISTs com cura no planeta. As principais manifestações clínicas são: corrimento abundante, amarelado ou amarelo esverdeado, bolhoso, prurido e/ou irritação vulvar, dor pélvica, disúria, polaciúria e hiperemia da mucosa. Uma observação importante é que, à luz da epidemiologia, essa infecção pode estar geralmente associada com outras ISTs, sendo considerada um marcador sexual de risco (Muzny, 2018; Brasil, 2015b; Alves et al., 2011; Maciel; Tasca; Carli, 2004).

O diagnóstico dessa IST é realizado por meio de exames laboratoriais, entre eles a visualização dos protozoários móveis em material da ectocérvice, por meio de exame bacterioscópico a fresco. O tratamento preconizado pelo Protocolo Clínico e Diretrizes Terapêuticas para Atenção Integral às Pessoas com Infecções Sexualmente Transmissíveis é o uso de metronidazol. As parceiras sexuais devem ser tratadas com o mesmo esquema terapêutico. A incidência dessa parasitose depende de vários fatores, como idade, atividade sexual, número de parceiros sexuais, outras ISTs, fase do ciclo menstrual, método de diagnóstico, condições socioeconômicas, uso de contracepção e grupo étnico de risco (Muzny, 2018; Brasil, 2015b; Alves et al., 2011; Maciel; Tasca; Carli, 2004).

6.5 Educação em saúde sexual para a pessoa idosa

A literatura especializada conta com poucos estudos a respeito das ISTs nos idosos, e isso acontece por vários motivos. Algumas das ISTs que citamos ao longo deste livro são negligenciadas e não são notificadas, o que impacta a quantidade de trabalhos publicados sobre elas. Somente nos últimos é que a pesquisa sexual envolvendo os idosos tem mostrado relevância para alguns setores da ciência, da sociedade e da saúde pública. Na última década, os idosos começaram a caminhar de forma autônoma no quesito de escolhas sexuais, fato explicado pelo avanço da indústria farmacêutica e pelo aumento da qualidade de vida desse público. Isso tem impulsionado pesquisas sobre o impacto dessas diferentes ISTs nesse público fragilizado pelos fatores biológicos relacionados ao envelhecimento (Aguiar et al., 2020).

Durante muitos anos, idosos tiveram as vidas afetadas pelo agravo de doenças crônicas não transmissíveis, por questões socioeconômicas e pela falta de políticas públicas que promovessem maior autonomia para essa população. Isso, porém, sofreu significativas mudanças, tanto em qualidade de vida e mobilidade quanto comportamentais. Assim como os jovens apresentam alterações drásticas de comportamento ao ingressar nas universidades, tendo aquela sensação de liberdade e de serem donos do mundo, pessoas com mais de 60 anos podem vivenciar transformações que as tornam vulneráveis a comportamentos de risco relacionados a suas condutas sexuais (Aguiar et al., 2020; Sales et al., 2016).

Os comportamentos sexuais de risco, conforme assinalamos ao longo deste capítulo, os expõem drasticamente a ISTs, como múltiplos parceiros sexuais, não uso do preservativo masculino ou feminino de forma adequada, prática de relação sexual sob efeito de álcool e/ou drogas e sexo com pessoas pouco ou recentemente conhecidas (Aguiar et al., 2020; Sales et al., 2016).

A vida sexual da pessoa idosa deve ser abordada como algo normal e direito legítimo. O sexo e a velhice sempre foram vistos como assuntos incompatíveis e proibidos de serem pensados e verbalizados, pois desconsiderava-se que o idoso pode manter relações sexuais com seus parceiros ou parceiras ou mesmo ter relações sexuais extraconjugais. Essa visão restrita da sexualidade, da velhice e da exposição sexual desprotegida é atualmente a principal forma de exposição e favorecimento à infecção pelos diferentes tipos de IST (Aguiar et al., 2020; Brito et al., 2016; Paz et al., 2013).

Quando o idoso vive sua sexualidade sem o uso de preservativos, existe grande possibilidade de contaminação por uma IST. Esse aumento da prática sexual desprotegida entre idosos tem demonstrado que o desejo e a sexualidade estão presentes em todas as etapas da vida do ser humano (Aguiar et al., 2020; Brito et al., 2016; Paz et al., 2013).

O preservativo masculino, ou *camisinha masculina*, é o mais popular e uma das principais formas de prevenção; contudo, muitos idosos não sabem a forma correta de utilizá-lo. Nesse sentido, algumas observações são importantes:

- colocá-la quando o pênis estiver ereto;
- não colocar a camisinha com o pênis flácido;
- colocá-la antes de qualquer tipo de penetração (anal, vaginal) ou do sexo oral;
- não deixar ar no interior dela, manter sua extremidade apertada durante a colocação e, na sequência, desenrolá-la até o final do pênis;
- não inseri-la até a metade do pênis, pois durante o intercurso sexual ela pode sair;
- utilizar lubrificantes com base aquosa durante o sexo vaginal e anal para evitar ruptura da camisinha;
- caso ela se rompa, higienizar o pênis e usar outra;
- após a ejaculação, retirar a camisinha ainda com o pênis ereto para evitar vazamento, descartá-la no lixo e higienizar o pênis (Brasil, 2015b; Paz et al., 2013). As principais formas de colocar a camisinha masculina podem ser observadas na Figura 6.6, a seguir.

Figura 6.6 – Preservativo masculino: como utilizar

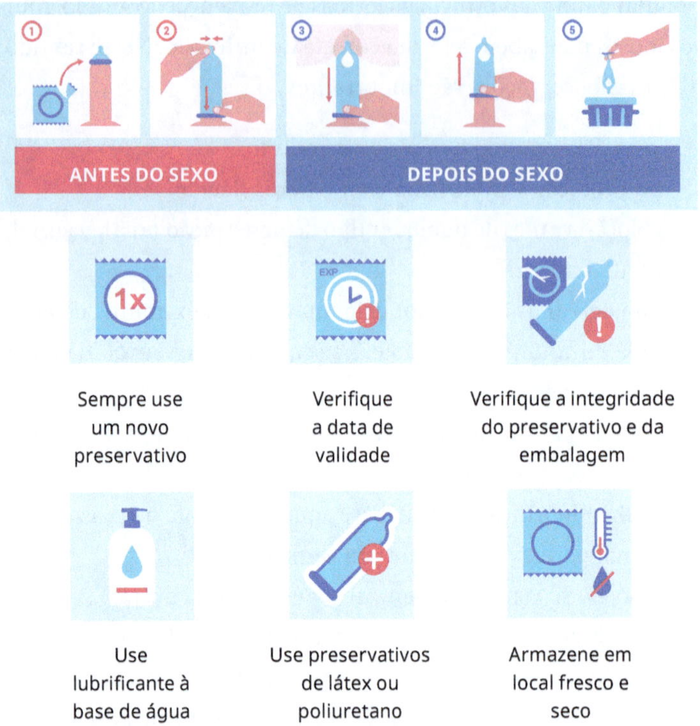

ANTES DO SEXO
DEPOIS DO SEXO
1x
EXP
Sempre use um novo preservativo
Verifique a data de validade
Verifique a integridade do preservativo e da embalagem
Use lubrificante à base de água
Use preservativos de látex ou poliuretano
Armazene em local fresco e seco

elenabsl/Shutterstock

Uma informação importante a ser propagada aos idosos é que a camisinha é ofertada gratuitamente em todas as Unidades Básicas de Saúde (UBSs), tanto para homens quanto para mulheres. Esses preservativos também são disponibilizados para compra em mercados e farmácias quando o idoso desejar adquiri-la no tamanho, cor, espessura, material e sabor que lhe agrade.

É muito importante que o idoso tenha essa noção de percepção de tamanho e espessura de seu pênis para compra adequada do preservativo, a fim de que este não fique solto ou apertado demais, causando desconforto durante o intercurso sexual. O preservativo deve ser utilizado também durante o sexo oral; por isso, as opções de diferentes sabores, seguindo as mesmas regras de utilização (Brasil, 2015b; Paz et al., 2013).

O uso de preservativo feminino, ou *camisinha feminina*, segue orientações diferentes para seu uso correto, como não usar junto com a camisinha masculina, pois o atrito entre os materiais pode causar rompimento. Ela pode ser colocada até oito horas antes da relação, e sua retirada deve ser feita com calma, após a ejaculação do parceiro. O preservativo já vem lubrificado e sua colocação deve ser feita na posição mais confortável para a mulher (em pé, agachada, deitada). Ele é formado por duas argolas (uma móvel e outra fixa). O anel/argola móvel deve ser introduzido até o final do canal vaginal, em sua conexão com o colo do útero, e o fixo deve ficar fora do canal vaginal. Na penetração, é preciso guiar o pênis para que ele penetre no canal vaginal pelo centro da argola/anel móvel. O SUS disponibiliza a camisinha feminina de forma gratuita em todas as UBSs (Brasil, 2015b; Kalckmann, 2013; UNFPA, 2011). O modo de colocar a camisinha feminina está ilustrado na Figura 6.7.

Figura 6.7 – Preservativo feminino: como utilizar

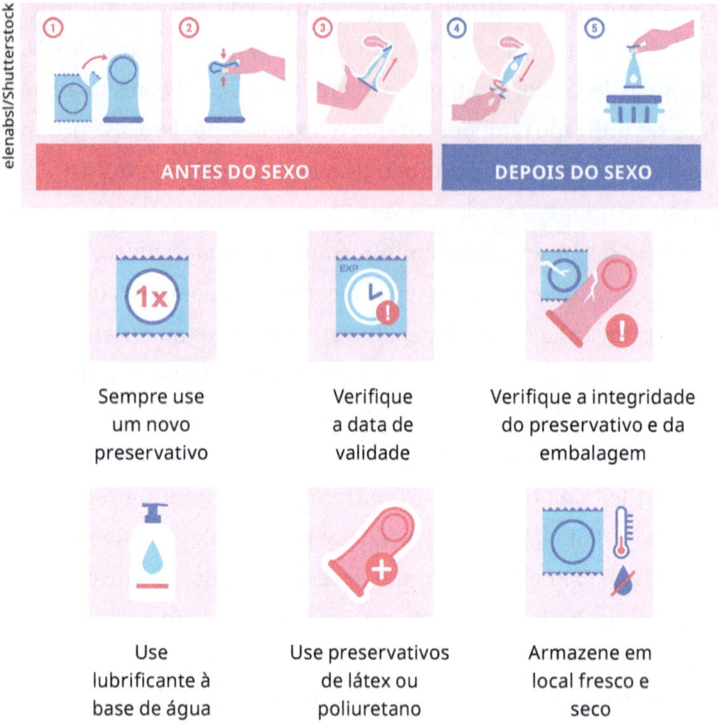

elenabsl/Shutterstock
1
2
3
4
5
ANTES DO SEXO
DEPOIS DO SEXO
1x
EXP
Sempre use um novo preservativo
Verifique a data de validade
Verifique a integridade do preservativo e da embalagem
Use lubrificante à base de água
Use preservativos de látex ou poliuretano
Armazene em local fresco e seco

É de extrema importância a percepção dos riscos de contrair uma IST, que pode variar de pessoa para pessoa e sofre mudanças ao longo da vida, principalmente levando em consideração os fatores biológicos relacionados ao envelhecimento. Atualmente, a prevenção combinada é a melhor forma para ampliar a prevenção às ISTs, ao HIV e às hepatites virais e seus fatores associados. Trata-se da junção de três intervenções: biomédica, comportamental e estrutural, relacionadas aos marcos legais, direcionadas e aplicadas ao âmbito individual e coletivo da população (Brasil, 2020; Brito et al., 2016; Brasil, 2015b).

Nesse sentido, a "mandala da prevenção combinada" (Figura 6.8) é uma ideia de movimento de algumas das diferentes estratégias de prevenção. Nela, não ocorre hierarquização entre essas estratégias, sendo essa combinação referente a ações centradas nas pessoas, nos grupos a que pertencem e na sociedade em que estão inseridas, levando em consideração as especificidades dos sujeitos e de seus contextos (Brasil, 2020; Brito et al., 2016; Brasil, 2015b).

Figura 6.8 – Mandala da prevenção combinada

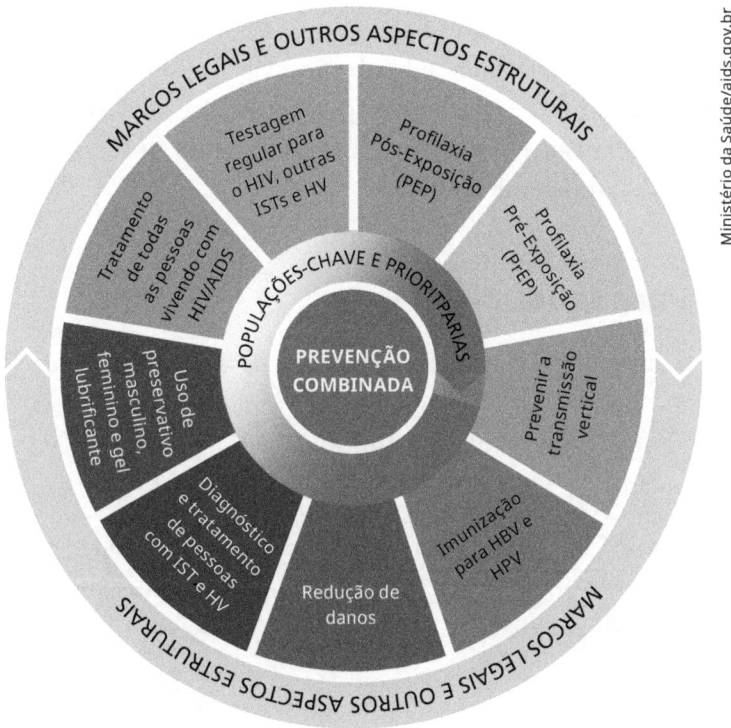

Fonte: Brasil, 2020, p. 25.

A prevenção às ISTs não ocorre somente mediante o uso do preservativo/camisinha. O sexo seguro está relacionado a práticas sexuais seguras como:

- imunizar para hepatite A (HAV), hepatite B (HBV) e papiloma vírus humano (HPV);
- estar ciente do *status* sorológico para HIV dos parceiros e parceiras sexuais;
- testar regularmente para HIV e outras ISTs;
- tratar todas as pessoas vivendo com HIV (PVHIV) e, concomitantemente, fazer o tratamento com prevenção e Indetectável = Intransmissível (I = I);
- realizar exame preventivo de câncer de colo do útero;
- realizar profilaxias pré-exposição (PrEP) e pós-exposição (PEP) quando devidamente indicadas (Brasil, 2020; Brito et al., 2016; Brasil, 2015b).

Para saber mais

Falar sobre as ISTs para a população idosa já é considerado um tabu. Imagine, então, abordar o assunto com a população idosa LGBTQIA+. Por isso, uma boa indicação é a seguinte obra:

CIASCA, S. V.; HERCOWITZ, A.; LOPES JUNIOR, A. **Saúde LGBTQIA+**: práticas de cuidado transdisciplinar. Barueri: Manole, 2021.

Síntese

Neste capítulo, apresentamos questões relacionadas ao sexo acima dos 50 anos e os principais riscos de contrair as ISTs, principalmente sem as devidas orientações com relação ao uso adequado do preservativo/camisinha e às condutas sexuais de risco. Um dos aspectos mais importantes aqui tratados foi a educação sexual para o idoso, a fim de mitigar a propagação das ISTs entre essa população vulnerável, tanto pelas questões biológicas próprias do envelhecimento quanto pelo estigma do preconceito que permeia esse assunto. O preconceito em falar de sexo com a terceira idade expõe cada vez mais essa população ao risco de infecção por uma ou várias ISTs.

É importante que o idoso tenha em mente que existem vários riscos mensuráveis para as ISTs, como: ter múltiplos parceiros sexuais que, às vezes, pela própria independência física/psíquica/biológica, os expõem a essa conduta sem a devida orientação; e o não uso do preservativo/camisinha (tanto masculino quanto feminino) por escolha própria, por não saber como colocá-lo ou por desconhecer que o SUS o fornece de forma gratuita.

Sendo assim, é preciso orientar o idoso acerca dos riscos de se ter relações sexuais sob efeito do álcool e/ou drogas, além do fato de que o uso de substância psicoativa pode influenciar as decisões a serem tomadas com relação ao sexo seguro. Por fim, deve-se esclarecer a respeito dos possíveis riscos ao manter uma relação sexual de forma casual, ou seja, com pessoas pouco ou recentemente conhecidas. Um ditado popular válido nesse momento, "quem vê cara não vê coração", pode ser parafraseado para nosso contexto: "quem vê cara não vê IST".

Vale ressaltar que todo indivíduo sexualmente ativo está sujeito a uma infecção por uma ou mais ISTs, caso tenha realizado sexo (oral, vaginal, anal) sem o uso de preservativo. De forma menos comum, as ISTs também apresentam a cadeia de infecção via contato de mucosas ou pele não íntegras com secreções corporais contaminadas. As principais ISTs listadas no Protocolo Clínico e Diretrizes Terapêuticas para Atenção Integral às Pessoas com Infecções Sexualmente Transmissíveis (Brasil, 2020) são: sífilis, infecções que causam corrimento vaginal e cervicite, infecções que causam corrimento uretral, infecções que causam úlcera genital, doença inflamatória pélvica (DIP), infecção pelo HPV, infecções entéricas e intestinais sexualmente transmissíveis, HIV, hepatites virais, vírus zika e HTLV. Todo idoso sexualmente ativo que não faz uso de formas de prevenção está sujeito a contrair uma IST em suas relações sexuais.

Questões para revisão

1. As manifestações clínicas oriundas dessa infecção são verrugas ou lesões exofíticas, também conhecidas como *condilomas acuminados*, e, em alguns vocabulários regionais, como "crista de galo", em menção à aparência das verrugas que aparecem nos órgãos genitais da mulher e do homem com o passar do tempo sem tratamento. Essa descrição está relacionada a qual IST?
    a) HIV.
    b) HPV.
    c) Clamídia.
    d) Donovanose.
    e) Gonorreia.

2. IST endêmica no Brasil, descrita pela primeira vez na Índia, com característica crônica progressiva, porém pouco conhecida por grande parte da população, talvez por sua incidência ser baixa (aproximadamente 5% entre as ISTs). Suas lesões ulcerativas são causadas por uma bactéria com formato de cocobacilo Gram-negativo, aeróbio facultativo e que acomete mormente a pele e as mucosas dos órgãos genitais, virilha e ânus. Qual é o microrganismo responsável por causar essa IST?
   a) *Chlamydia trachomatis*.
   b) *Neisseria gonorrhoeae*.
   c) *Trichomonas vaginalis*.
   d) *Klebsiella granulomatis*.
   e) *Clostridium tetani*.

3. Tanto a gonorreia quanto a infecção por clamídia podem acometer indivíduos em diferentes faixas etárias, embora sua incidência seja maior em pessoas jovens. Analise as afirmações a seguir a respeito dessas infecções e marque (V) para as verdadeiras e (F) para as falsas.
   ( ) A presença desses dois microrganismos (*Chlamydia trachomatis* e *Trichomonas vaginalis*) causa a cervite mucopurulenta ou endocervicite; ou seja, é uma inflamação da mucosa endocervical do colo uterino.
   ( ) Essa associação é comum em mulheres que usam de forma irregular o preservativo, têm múltiplos parceiros sexuais, são sexualmente ativas e têm histórico de infecção por outras ISTs.

( ) Na maioria dos casos (de 70% a 80%), esse tipo de infecção é assintomático; contudo, alguns sintomas são corrimento vaginal, sangramento intermenstrual, dispareunia, disúria e presença de material mucopurulento no orifício externo do colo.

( ) Os principais desfechos detectados nessas infecções quando não tratadas são dor pélvica, doença inflamatória pélvica, gravidez ectópica e infertilidade.

Agora, assinale a alternativa que apresenta a sequência correta de preenchimento dos parênteses, de cima para baixo:

a) V – F – V – F.
b) V – V – V – V.
c) F – V – V – V.
d) F – F – V – V.
e) F – F – F – F.

4. O linfogranuloma venéreo (LGV), conhecido popularmente como "mula", é uma IST com importantes manifestações clínicas causadas pelos sorotipos L1, L2 e L3 de determinada bactéria intracelular. Como essa bactéria é conhecida?

5. A Organização Mundial da Saúde (OMS) estima que essa infecção explica quase 50% de todas as ISTs com cura em todo o mundo. As principais manifestações clínicas são a infecção e o corrimento abundante, amarelo ou amarelo esverdeado, bolhoso, prurido e/ou irritação vulvar; dor pélvica, disúria, polaciúria e hiperemia da mucosa. Uma observação importante é que, à luz da epidemiologia, essa infecção pode estar geralmente associada a outras ISTs, sendo considerada um marcador sexual de risco. Qual IST é essa?

Questões para reflexão

1. Os comportamentos sexuais, conforme mencionados ao longo do capítulo, expõem os idosos ou aumentam drasticamente o risco às ISTs. Reflita sobre quais são eles.

2. A mandala da prevenção combinada é uma ideia de movimento de algumas das diferentes estratégias de prevenção. Nela, não ocorre hierarquização entre essas estratégias, sendo essa combinação referente a ações centradas nas pessoas, nos grupos a que pertencem e na sociedade em que estão inseridas, levando em consideração as especificidades dos sujeitos e de seus contextos. Pontue as principais questões relacionadas à prevenção presentes na mandala.

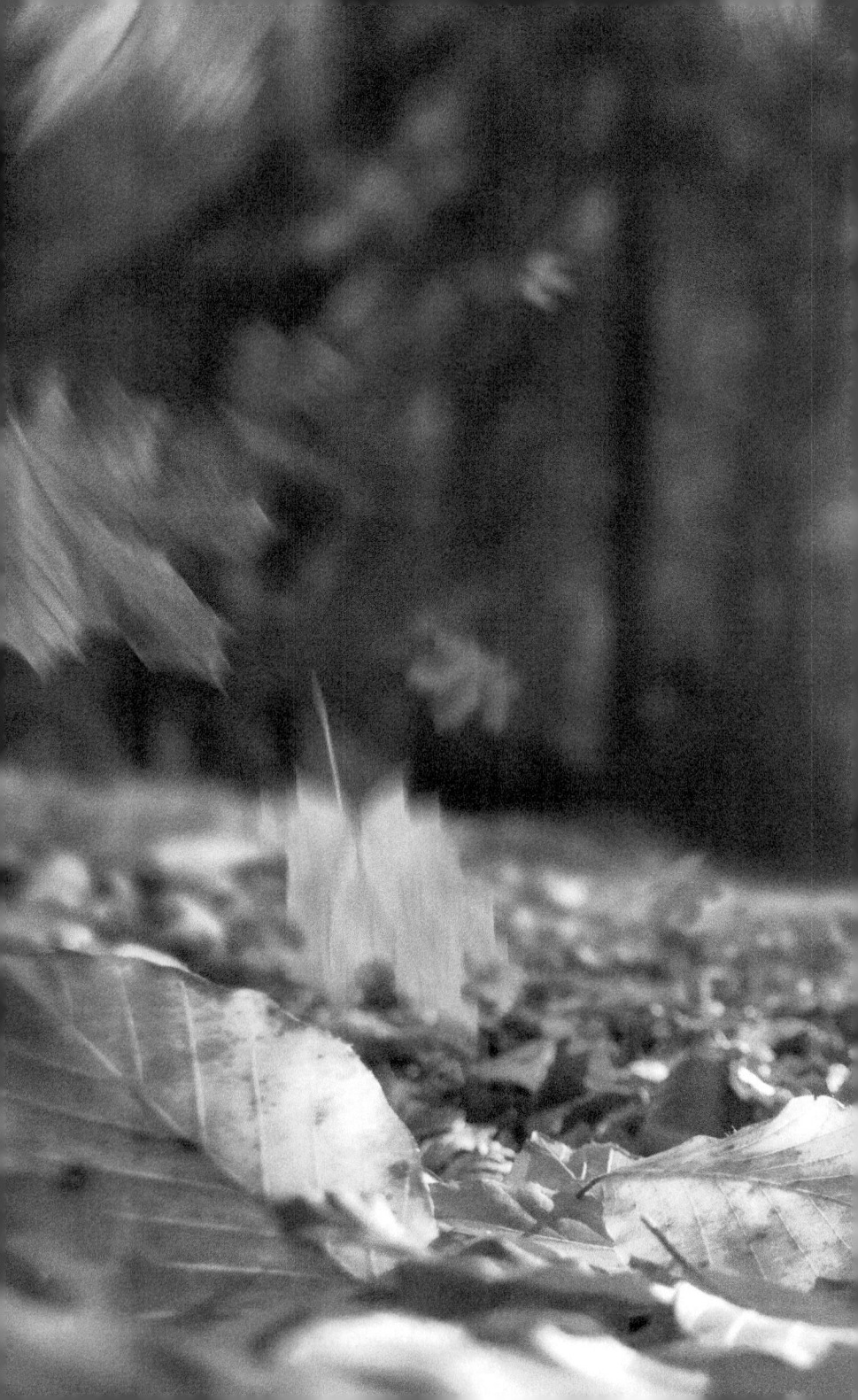

Considerações finais

É de extrema importância para o profissional da gerontologia compreender as fases dos ciclos de vida sob a ótica das teorias que estudam o envelhecimento humano. A gerontologia é um campo multidisciplinar e engloba diversas áreas do conhecimento, e esse profissional pode desempenhar várias atividades ligadas ao cuidado com a saúde do idoso, entre elas: prevenção de doenças, promoção da saúde e manutenção da qualidade de vida.

A psicogerontologia engloba a relação da psicologia com a gerontologia, entendendo as modificações psicológicas no envelhecimento humano. Para isso, são consideradas as relações psicossociais, familiares e intergeracionais no envelhecimento, bem como as modificações humanas durante o ciclo de vida e a redução do círculo de contatos.

Esse profissional saberá distinguir o envelhecimento normal do patológico, caracterizado pela perda de autonomia e independência. Também estará habilitado para atuar nas questões que envolvem a sexualidade no processo de envelhecimento, inscrevendo na agenda aspectos pouco comentados, como a sexualidade do idoso e as infecções sexualmente transmissíveis a que essa população está vulnerável quando os devidos cuidados e prevenções não são tomados. Para isso, é necessário que o profissional tenha conhecimento dessas patologias, suas formas de contágio, transmissão e prevenção de modo a prestar um serviço de qualidade na orientação e nos cuidados que envolvem a população idosa.

Nesse sentido, o profissional da gerontologia é capaz de criar soluções que gerem bem-estar à pessoa idosa, para que ela alcance a qualidade de vida e vivencie um envelhecimento saudável, bem como, segundo os princípios da bioética, goze de um tempo saudável e digno até o final da existência.

Lista de siglas

Aids	Síndrome da Imunodeficiência Adquirida
Anvisa	Agência Nacional de Vigilância Sanitária
CFM	Conselho Federal de Medicina
Cogeae	Coordenadoria Geral de Especialização, Aperfeiçoamento e Extensão
CV	Carga viral
DCCI	Doenças de Condições Crônicas e Infecções Sexualmente Transmissíveis
DE	Disfunção erétil
DIP	Doença inflamatória pélvica
DST	Doenças sexualmente transmissíveis
HAV	Hepatite A
HBV	Hepatite B
HIV	Vírus da imunodeficiência humana
HPV	Papiloma vírus humano
HSV-1	Vírus da herpes simples tipo 1
HSV-2	Vírus da herpes simples tipo 2
HTLV	Vírus T-linfotrópico humano
IBGE	Instituto Brasileiro de Geografia e Estatística
Inca	Instituto Nacional do Câncer
IO	Infecções oportunistas
IST	Infecções sexualmente transmissíveis
ITR	Infecções do trato reprodutivo
LGV	Linfogranuloma venéreo
LTA	Leucemia de células T do adulto
Nepe	Núcleo de Estudo e Pesquisa do Envelhecimento
NAAT	Nucleic Acid Amplification Test
NIH	National Institutes of Health

OMS	Organização Mundial da Saúde
ONU	Organização das Nações Unidas
PAISM	Programa de Assistência Integral à Saúde da Mulher
PEP	Profilaxia pós-exposição
PNI	Programa Nacional de Imunizações
PrEP	Profilaxia pré-exposição
PUC-SP	Pontifícia Universidade Católica de São Paulo
PVHIV	Pessoas vivendo com HIV
SBB	Sociedade Brasileira de Bioética
SBGG	Sociedade Brasileira de Geriatria e Gerontologia
Sesc	Serviço Social do Comércio
SK	Sarcoma de Kaposi
SRA	Síndrome Retroviral Aguda
SUS	Sistema Único de Saúde
TARV	Terapia antirretroviral
UBS	Unidade Básica de Saúde
UNAIDS	Programa Conjunto das Nações Unidas sobre HIV/Aids
UTI	Unidade de Terapia Intensiva
WHOQOL	Grupo de Qualidade de Vida da Organização Mundial da Saúde

Referências

AGICH, G. J. Envelhecimento: um desafio para o século XXI. **Bioethikos**, São Paulo, v. 5, n. 3, p. 282-290, 2011. Disponível em: <https://saocamilo-sp.br/assets/artigo/bioethikos/87/A3.pdf>. Acesso em: 6 jul. 2022.

AGUIAR, R. B. et al. Idosos vivendo com HIV: comportamento e conhecimento sobre sexualidade – revisão integrativa. **Ciência & Saúde Coletiva**, v. 25, n. 2, p. 575-584, 2020. Disponível em: <https://www.scielo.br/j/csc/a/zmgcS6zg6CpZjtjzSWC5QHF/?format=pdf&lang=pt>. Acesso em: 7 jul. 2022.

ALENCAR, D. L. de et al. Fatores que interferem na sexualidade de idosos: uma revisão integrativa. **Ciência & Saúde Coletiva**. v. 19, n. 8, p. 3533-3542, 2014. Disponível em: <https://www.scielosp.org/pdf/csc/v19n8/1413-8123-csc-19-08-03533.pdf>. Acesso em: 7 jul. 2022.

ALFA, M. The Laboratory Diagnosis of *Haemophilus ducreyi*. **Canadian Journal of Infectious Diseases and Microbiology**, v. 16, n. 1, p. 31-34, Jan./Feb. 2005. Disponível em: <https://www.ncbi.nlm.nih.gov/pmc/articles/PMC2095004/>. Acesso em: 7 jul. 2022.

ALVES, M. J. et al. Epidemiologia e *trichomonas vaginalis* em mulheres. **Revista Portuguesa de Saúde Pública**, v. 29, n. 1, p. 27-34, 2011. Disponível em: <https://run.unl.pt/bitstream/10362/104485/1/RUN%20-%20RPSP%20-%202011%20-%20v29n1a04%20-%20p27-34.pdf>. Acesso em: 8 jul. 2022.

ANDRADE, J. et al. Vulnerabilidade de idosos a infecções sexualmente transmissíveis. **Acta Paulista de Enfermagem**, v. 30, n. 1, p. 8-15, jan. 2017. Disponível em: <https://www.scielo.br/j/ape/a/NXypD4MRzpP6jtnp3xbHZHm/?format=pdf&lang=pt>. Acesso em: 7 jul. 2022.

ANTUNES, A. Envelhecer. Intérprete: Arnaldo Antunes. In: ANTUNES, A. **Iê, iê, iê**. São Paulo: Rosa Celeste, 2009.

ARANTES, A. C. Q. **A morte é um dia que vale a pena viver**. Rio de Janeiro: Sextante, 2019.

AUAER – American Urological Association Education and Research. **The American Urological Association Erectile Dysfunction Clinical Guidelines Panel Report on The Treatment of Organic Erectile Dysfunction**. Linthicum: AUA, 2005. Disponível em: <https://www.auanet.org/documents/education/clinical-guidance/Erectile-Dysfunction.pdf>. Acesso em: 7 jul. 2022.

AZEVEDO, M. A. da S. Origens da bioética. **Nascer e Crescer**, Porto, v. 19, n. 4, p. 255-259, 2010. Disponível em: <https://repositorio.chporto.pt/bitstream/10400.16/1069/1/v19n4a05.pdf>. Acesso em: 6 jul. 2022.

BAKHTIN, M. M. **Estética da criação verbal**. Tradução de Maria Ermantina Galvão G. Pereira. São Paulo: M. Fontes, 1992.

BASTOS, L. M. et al. Avaliação do nível de conhecimento em relação à Aids e sífilis por idosos do interior cearense, Brasil. **Ciência & Saúde Coletiva**, v. 23, n. 8, p. 2495-2502, 2018. Disponível em: <https://www.scielo.br/j/csc/a/CVfhwsm76gFfSyThy6hdTqS/?format=pdf&lang=pt>. Acesso em: 7 jul. 2022.

BAUMAN, Z. **Vida para consumo**: a transformação das pessoas em mercadoria. Tradução de Carlos Alberto Medeiros. Rio de Janeiro: Jorge Zahar, 2008.

BEAUVOIR, S. **A velhice**. Tradução de Maria Helena de Franco Martins. 2. ed. Rio de Janeiro: Nova Fronteira, 2018.

BECKER, B. C. **Os lutos de uma vida**: possibilidades elaborativas no envelhecimento. 47 f. Monografia (Graduação em Psicologia) – Universidade Federal do Paraná, Curitiba, 2017.

BELDA JUNIOR, W. Donovanose. **Anais Brasileiros de Dermatologia**, v. 95, n. 6, p. 675-683, 2020. Disponível em: <http://www.anaisdedermatologia.org.br/pt-pdf-S2666275220303040>. Acesso em: 7 jul. 2022.

BELDA JUNIOR, W.; SHIRATSU, R.; PINTO, V. Abordagem nas doenças sexualmente transmissíveis. **Anais Brasileiros de Dermatologia**, v. 84, n. 2, p. 151-159, abr. 2009. Disponível em: <https://www.scielo.br/j/abd/a/ypyDRm4hXy474D4XvWjmtvs/?format=pdf&lang=pt>. Acesso em: 7 jul. 2022.

BERLINCK, M. T. **Psicopatologia fundamental**. São Paulo: Escuta, 2000.

BEZERRA, S. M. F. M. C.; JARDIM, M. M. L.; SILVA, V. B. da. Donovanose. **Anais Brasileiros de Dermatologia**, v. 86, n. 3, p. 585-586, 2011. Disponível em: <https://www.scielo.br/j/abd/a/rZRmmmrXL3npmRgPpLVbLNJ/?lang=pt>. Acesso em: 8 jul. 2022.

BIAGGIO, A. M. B. **Psicologia do desenvolvimento**. 18. ed. Petrópolis: Vozes, 2005.

BLOS, P. **Adolescência**: uma interpretação psicanalítica. Tradução de Valtensir Dutra. São Paulo: Martins Fontes, 1985.

BONACCORSI, A. C. Andropausa: insuficiência androgênica parcial do homem idoso: uma revisão. **Arquivos Brasileiros de Endocrinologia e Metabologia**, v. 45, n. 2, p. 123-133, abr. 2001. Disponível em: <https://www.scielo.br/pdf/abem/v45n2/a03v45n2.pdf>. Acesso em: 7 jul. 2022.

BOSI, E. **Memória e sociedade**: lembranças de velhos. 3. ed. São Paulo: Companhia das Letras, 1994.

BRASIL. Lei n. 10.741, de 1º de outubro de 2003. **Diário Oficial da União**, Poder Legislativo, Brasília, DF, 3 out. 2003. Disponível em: <http://www.planalto.gov.br/ccivil_03/leis/2003/l10.741.htm>. Acesso em: 6 jul. 2022.

BRASIL. Ministério da Saúde. **Boletim epidemiológico de HIV/Aids**. Brasília: Ministério da Saúde, 2019a. Disponível em: <http://www.aids.gov.br/pt-br/pub/2019/boletim-epidemiologico-de-hivaids-2019>. Acesso em: 7 jul. 2022.

BRASIL. Ministério da Saúde; Instituto Sírio-Libanês de Ensino e Pesquisa. **Protocolos da atenção básica**: saúde das mulheres. Brasília: Ministério da Saúde, 2016a. Disponível em: <https://bvsms.saude.gov.br/bvs/publicacoes/protocolos_atencao_basica_saude_mulheres.pdf>. Acesso em: 7 jul. 2022.

BRASIL. Ministério da Saúde. Secretaria de Atenção à Saúde. Departamento de Ações Programáticas e Estratégicas. **Cartilha do idoso**: um guia para se viver mais e melhor. Brasília: Ministério da Saúde, 2006. Disponível em: <https://bvsms.saude.gov.br/bvs/publicacoes/guia_viver_mais_melhor_melhor_2006.pdf>. Acesso em: 7 jul. 2022.

BRASIL. Ministério da Saúde. Secretaria de Atenção à Saúde. Departamento de Ações Programáticas Estratégicas. **Manual de atenção à mulher no climatério/menopausa**. Brasília: Ministério da Saúde, 2008. Disponível em: <http://bvsms.saude.gov.br/bvs/publicacoes/manual_atencao_mulher_climaterio.pdf>. Acesso em: 7 jul. 2022.

BRASIL. Ministério da Saúde. Secretaria de Ciência, Tecnologia e Insumos Estratégicos. Comissão Nacional de Incorporação de Tecnologias no SUS (Conitec). **Doxiciclina para tratamento da donovanose**: Relatório de recomendação. Brasília: Ministério da Saúde, 2015a. Disponível em: <http://conitec.gov.br/images/Relatorios/2015/Relatorio_Doxiciclina_Donovanose_final.pdf>. Acesso em: 8 jul. 2022.

BRASIL. Ministério da Saúde. Secretaria de Vigilância em Saúde. Coordenação-Geral de Desenvolvimento da Epidemiologia em Serviços. **Guia de vigilância em saúde**. 3. ed. Brasília: Ministério da Saúde, 2019b. Disponível em: <https://bvsms.saude.gov.br/bvs/publicacoes/guia_vigilancia_saude_3ed.pdf>. Acesso em: 7 jul. 2022.

BRASIL. Ministério da Saúde. Secretaria de Vigilância em Saúde. Departamento de DST, Aids e Hepatites Virais. **Protocolo clínico e diretrizes terapêuticas para atenção integral às pessoas com infecções sexualmente transmissíveis**. Brasília: Ministério da Saúde, 2015b. Disponível em: <http://bvsms.saude.gov.br/bvs/publicacoes/protocolo_clinico_diretrizes_terapeutica_atencao_integral_pessoas_infeccoes_sexualmente_transmissiveis.pdf>. Acesso em: 7 jul. 2022.

BRASIL. Ministério da Saúde. Secretaria de Vigilância em Saúde. Departamento de Doenças de Condições Crônicas e Infecções Sexualmente Transmissíveis. **Boletim epidemiológico sífilis 2019**. Brasília: Ministério da Saúde, 2019c. Disponível em: <http://www.aids.gov.br/pt-br/pub/2019/boletim-epidemiologico-sifilis-2019>. Acesso em: 7 jul. 2022.

BRASIL. Ministério da Saúde. Secretária de Vigilância em Saúde. Departamento de Doenças de Condições Crônicas e Infecções Sexualmente Transmissíveis. **Protocolo clínico e diretrizes terapêuticas para atenção integral às pessoas com infecções sexualmente transmissíveis (IST)**. Brasília: Ministério da Saúde, 2020. Disponível em: <http://www.aids.gov.br/pt-br/pub/2015/protocolo-clinico-e-diretrizes-terapeuticas-para-atencao-integral-pessoas-com-infeccoes>. Acesso em: 7 jul. 2022.

BRASIL. Ministério da Saúde. Secretaria de Vigilância em Saúde. Departamento de Doenças de Condições Crônicas e Infecções Sexualmente Transmissíveis. **Relatório de monitoramento clínico do HIV**. Brasília: Ministério da Saúde, 2019d. Disponível em: <http://www.aids.gov.br/pt-br/pub/2019/relatorio-de-monitoramento-clinico-do-hiv-2019>. Acesso em: 7 jul. 2022.

BRASIL. Ministério da Saúde. Secretaria de Vigilância em Saúde. Departamento de Vigilância de Doenças Transmissíveis. Coordenação Geral do Programa Nacional de Imunizações. **Informe técnico sobre a Vacina Papilomavírus Humano (HPV) na atenção básica**. Brasília: Ministério da Saúde, 2013. Disponível em: <http://www.riocomsaude.rj.gov.br/Publico/MostrarArquivo.aspx?C=2m3JjlW6qoI%3D>. Acesso em: 8 jul. 2022.

BRASIL. Ministério da Saúde. Secretaria de Vigilância em Saúde. Departamento de Vigilância, Prevenção e Controle das Doenças Sexualmente Transmissíveis, do HIV/Aids e das Hepatites Virais. **Manual técnico para o diagnóstico da sífilis**. 2. ed. Brasília: Ministério da Saúde, 2016b. Disponível em: <https://www.gov.br/saude/pt-br/media/pdf/2021/setembro/8/manual-tecnico-para-diagnostico-da-sifilis_segunda-edicao.pdf>. Acesso em: 7 jul. 2022.

BRASIL. Ministério da Saúde. Secretaria de Vigilância em Saúde. Departamento de Vigilância, Prevenção e Controle das Infecções Sexualmente Transmissíveis, do HIV/Aids e das Hepatites Virais. **Protocolo clínico e diretrizes terapêuticas para manejo da infecção pelo HIV em adultos**. Brasília: Ministério da Saúde, 2018. Disponível em: <http://www.aids.gov.br/pt-br/pub/2013/protocolo-clinico-e-diretrizes-terapeuticas-para-manejo-da-infeccao-pelo-hiv-em-adultos>. Acesso em: 7 jul. 2022.

BRITO, N. M. I. de et al. Idosos, infecções sexualmente transmissíveis e Aids: conhecimentos e percepção de risco. **ABCS – Arquivos Brasileiros de Ciências da Saúde**, n. 41, v. 3, p. 140-145, dez. 2016. Disponível em: <https://docs.bvsalud.org/biblioref/2021/05/827381/902-texto-do-artigo.pdf>. Acesso em: 8 jul. 2022.

CAMPOS, A.; OLIVEIRA, D. R. de. A relação entre o princípio da autonomia e o princípio da beneficência (e não maleficência) na bioética médica. **Revista Brasileira de Estudos Políticos**, Belo Horizonte, v. 115, p. 13-45, jul./dez. 2017. Disponível em: <http://www.bioetica.org.br/library/modulos/varias_bioeticas/arquivos/Autonomia_e_Beneficencia.pdf>. Acesso em: 6 jul. 2022.

CANGUILHEM, G. **O normal e o patológico**. Tradução de Maria Thereza Redig de Carvalho Barrocas e Luiz Octávio Ferreira Barreto Leite. 3. ed. Rio de Janeiro: Forense Universitária, 1990.

CARDOSO, A. R. **Avós no século XXI**: mutações e rearranjos na família contemporânea. Curitiba: Juruá, 2011.

CARDOSO, R. B. et al. Prática confortadora ao idoso hospitalizado à luz da bioética. **Revista Bioética**, Brasília, v. 27, n. 4, p. 595-599, out./dez. 2019. Disponível em: <https://www.scielo.br/j/bioet/a/Y9hNjXTkg8Q77P8JV9NCbPp/?lang=pt>. Acesso em: 6 jul. 2022.

CARNEIRO-PROIETTI, A, B. F. et al. Infecção e doença pelos vírus linfotrópicos humanos de células T (HTLV-I/II) no Brasil. **Revista da Sociedade Brasileira de Medicina Tropical**, v. 35, n. 5, p. 499-508, set./out. 2002. Disponível em: <https://www.scielo.br/j/rsbmt/a/NCVnt8qsfPzYtBTf5TGG9Zn/?format=pdf&lang=pt>. Acesso em: 7 jul. 2022.

CARVALHO, N. S. de et al. Associação entre HPV e o câncer peniano: revisão da literatura. **Jornal Brasileiro de Doenças Sexualmente Transmissíveis**, v. 19, n. 2, p. 92-95, 2007. Disponível em: <http://www.dst.uff.br/revista19-2-2007/6.pdf>. Acesso em: 8 jul. 2022.

CASTANHO, P. **Uma introdução psicanalítica ao trabalho com grupos em instituições**. São Paulo: Linear A-barca, 2018.

CELEBRONE, R. C. **Grupo com idosos**: lugar de envelhescências. Curitiba: Juruá, 2019.

CFM – Conselho Federal de Medicina. Resolução n. 1.805, de 9 de novembro de 2006. **Diário Oficial da União**, Brasília, DF, 28 nov. 2006. Disponível em: <https://sistemas.cfm.org.br/normas/visualizar/resolucoes/BR/2006/1805>. Acesso em: 6 jul. 2022.

CFM – Conselho Federal de Medicina. Resolução n. 1.995, de 9 de agosto de 2012. **Diário Oficial da União**, Brasília, DF, 31 ago. 2012. Disponível em: <https://sistemas.cfm.org.br/normas/visualizar/resolucoes/BR/2012/1995>. Acesso em: 6 jul. 2022.

COCENTINO, J. M. B.; VIANA, T. de C. A velhice e a morte: reflexões sobre o processo de luto. **Revista Brasileira de Geriatria e Gerontologia**, Rio de Janeiro, v. 14, n. 3, p. 591-599, 2011. Disponível em: <https://www.scielo.br/j/rbgg/a/N4RRgjPh4xxPLxz6Nf8rFSv/?format=pdf&lang=pt>. Acesso em: 6 jul. 2022.

CÔRTE, B.; GOLDFARB, D. C.; LOPES, R. G. da C. (Org.). **Psicogerontologia**: fundamentos e práticas. Curitiba: Juruá, 2009. v. 5.

COSTA, S. et al. Câncer de pênis: epidemiologia e estratégias de prevenção. **Cadernos de Graduação – Ciências Biológicas e da Saúde Facipe**, Recife, v. 1, n. 2, p. 23-33, nov. 2013. Disponível em: <https://periodicos.set.edu.br/facipesaude/article/view/1197/578>. Acesso em: 6 jul. 2022.

COSTA, S. I. F. A bioética clínica e a terceira idade. **Revista Brasileira de Bioética**, Brasília, v. 1, n. 3, p. 279-288, 2005.

CPLP – Comunidade de Países da Língua Portuguesa; UNAIDS – Programa Conjunto das Nações Unidas sobre HIV/AIDS. **Epidemia de HIV nos países de língua oficial portuguesa**. 4. ed. Lisboa: CPLP; Brasília: Unaids, 2018. Disponível em: <https://saude.cplp.org/media/1623/epidemia-da-vih-nos-paises-de-lingua-oficial-portuguesa-4ª-edicao.pdf>. Acesso em: 7 jul. 2022.

CURTA, J. C.; WEISSHEIMER, A. M. Percepções e sentimentos sobre as alterações corporais de mulheres climatéricas. **Revista Gaúcha de Enfermagem**, v. 41, n. especial, 2020. Disponível em: <https://www.scielo.br/j/rgenf/a/PNXLw4JH78y8T64t6fRQ6NB/?format=pdf&lang=pt>. Acesso em: 7 jul. 2022.

DEBERT, G. G. **A reinvenção da velhice**: socialização e processos de reprivatização do envelhecimento. São Paulo: Edusp; Fapesp, 2004.

DEBORD, G. **A sociedade do espetáculo**. Tradução de Estela dos Santos Abreu. Rio de Janeiro: Contraponto, 1997.

DOLTO, F. **As etapas decisivas da infância**. Tradução de Maria Ermantina de Almeida Prado Galvão. São Paulo: Martins Fontes, 1999.

DRUMOND, J. G. de F. Bioética e direito médico: o princípio da beneficência na responsabilidade civil do médico. **Unimontes Científica**, Montes Claros, v. 1, n. 1, p. 1-8, mar. 2001. Disponível em: <https://www.periodicos.unimontes.br/index.php/unicientifica/article/view/2153/2229>. Acesso em: 6 jul. 2022.

ERIKSON, E. H. **O ciclo de vida completo**. Tradução de Maria Adriana Veríssimo Veronese. Porto Alegre: Artmed, 1998.

E SE VIVÊSSEMOS todos juntos? Direção: Stéphane Robelin. França: Imovision, 2011. 96 min.

FEBRASGO – Federação Brasileira das Associações de Ginecologia e Obstetrícia. **Manual de Orientação Climatério**. 2010.

FELIX, Z. C. et al. Eutanásia, distanásia e ortotanásia: revisão integrativa da literatura. **Ciência & Saúde Coletiva**, Rio de Janeiro, v. 18, n. 9, p. 2733-2746, set. 2013. Disponível em: <https://www.scielo.br/j/csc/a/6RQCX8yZXWWfC6gd7Gmg7fx/?format=pdf&lang=pt>. Acesso em: 6 jul. 2022.

FERRIGNO, J. C. A coeducação entre gerações. **Revista Brasileira de Educação Física e Esporte**, São Paulo, v. 20, n. 5, p. 67-69, 2006. Disponível em: <http://citrus.uspnet.usp.br/eef/uploads/arquivo/19_Anais_p67.pdf>. Acesso em: 6 jul. 2022.

FONSECA, A. B.; BATISTA, M. A. S.; SANTANA, R. R. C. Diagnóstico tardio de HIV na terceira idade: uma análise de reportagens veiculadas na mídia. **Revista Psicologia, Diversidade e Saúde**, Salvador, v. 9, n. 1, p. 24-34, mar. 2020. Disponível em: <https://www5.bahiana.edu.br/index.php/psicologia/article/view/2714/3062>. Acesso em: 7 jul. 2022.

FREUD, S. Três ensaios sobre a teoria da sexualidade. **Obras completas de Sigmund Freud**: edição standard brasileira. 2. ed. Rio de Janeiro: Imago, 1989. v. 7.

FRUGOLI, A.; MAGALHÃES JÚNIOR, C. A. de O. A sexualidade na terceira idade na percepção de um grupo de idosas e indicações para a educação sexual. **Arquivos de Ciências da Saúde da Unipar**, Umuarama, v. 15, n. 1, p. 85-93, jan./abr. 2011. Disponível em: <https://revistas.unipar.br/index.php/saude/article/view/3696/2398>. Acesso em: 7 jul. 2022.

GALARÇA, A. M. S. dos S.; GALARÇA, T. Z. Diagnósticos de HIV/Aids no extremo Sul do Brasil: um alerta à saúde da terceira idade. **Revista Artigos.Com**, v. 13, 2020. Disponível em: <https://acervomais.com.br/index.php/artigos/article/view/2434/1160>. Acesso em: 7 jul. 2022.

GAMBURGO, L. J. L. de. **Envelhecimento e linguagem**: um estudo da linguagem como prática dialógica e social em idosos. 141 f. Dissertação (Mestrado em Educação) – Universidade Metodista de Piracicaba, Piracicaba, 2006. Disponível em: <http://livros01.livrosgratis.com.br/cp023680.pdf>. Acesso em: 5 jul. 2022.

GARCIA, I. F. da S.; HENNINGTON, É. A. HTLV: uma infecção estigmatizante? **Cadernos de Saúde Pública**, v. 35, n. 11, p. 1-14, 2019. Disponível em: <https://www.scielo.br/j/csp/a/mXbMb6MrZyZLnqJkByXJ65S/?format=pdf&lang=pt>. Acesso em: 6 jul. 2022.

GARCIA, J. R. Bioética: princípios fundamentais e alternativos. **Revista de Estudos Universitários**, Sorocaba, v. 33, n. 2, p. 45-59, dez. 2007. Disponível em: <http://periodicos.uniso.br/ojs/index.php/reu/article/view/1489/1456>. Acesso em: 6 jul. 2022.

GARLAND, S. M.; STEBEN, M. Genital Herpes. **Best Practice & Research Clinical Obstetrics & Gynaecology**, v. 28, n. 7, p. 1098-1110, Oct. 2014.

GAWANDE, A. **Mortais**: nós, a medicina e o que realmente importa no final. Tradução de Renata Telles. Rio de Janeiro: Objetiva, 2015.

GEWEHR, M. F. A bioética e o princípio da justiça. **Revista Direito e Justiça**, Santo Ângelo, v. 12, n. 18, mar. 2012. Disponível em: <http://srvapp2s.santoangelo.uri.br/seer/index.php/direito_e_justica/article/view/960/447>. Acesso em: 8 jul. 2022.

GOIS, A. B. et al. Percepção do homem idoso em relação a sua sexualidade. **Enfermagem em Foco**, v. 8, n. 3, p. 14-18, 2017. Disponível em: <http://revista.cofen.gov.br/index.php/enfermagem/article/view/1024/392>. Acesso em: 7 jul. 2022.

GOLDANI, A. M. "Ageísmo" no Brasil: o que significa? quem pratica? o que fazer com isto? **Revista Brasileira de Estudos de População**, v. 27, n. 2, p. 385-405, dez. 2010. Disponível em: <https://doi.org/10.1590/S0102-30982010000200009>. Acesso em: 5 jul. 2021.

GOLDENBERG, M. Lições de amor na pandemia: a luta contra a velhofobia. **TEDX São Paulo**, 8 jun. 2020. Disponível em: <https://www.youtube.com/watch?v=eeb8uEGc0j0>. Acesso em: 5 jul. 2022.

GOLDFARB, D. C. **Corpo, tempo e envelhecimento**. 97 f. Dissertação (Mestrado em Psicologia Clínica) – Pontifícia Universidade Católica de São Paulo, São Paulo, 1997.

GOLDFARB, D. C. **Demências**: clínica psicanalítica. São Paulo: Casa do Psicólogo, 2014.

GONZÁLEZ-BEIRAS, C. et al. Epidemiology of Haemophilus ducreyi Infections. **Emerging Infectious Diseases**, v. 22, n. 1, Jan. 2016. Disponível em: <https://wwwnc.cdc.gov/eid/article/22/1/15-0425_article>. Acesso em: 7 jul. 2022.

GUTIERREZ, P. L. O que é o paciente terminal? **Revista da Associação Médica Brasileira**, São Paulo, v. 47, n. 2, p. 85-109, 2001. Disponível em: <https://www.scielo.br/j/ramb/a/Lc5MY WZHrMb8vGpRWWdx3qF/?format=pdf&lang=pt>. Acesso em: 6 jul. 2022.

HECK, J. N. Bioética: contexto histórico, desafios e responsabilidade. **Ethic@**, Florianópolis, v. 4, n. 2, p. 123-139, dez. 2005. Disponível em: <https://antigo.periodicos.ufsc.br/index.php/ethic/article/view/16127/14665>. Acesso em: 6 jul. 2022.

HERNANI, B. de L.; NADAL, S. R. Linfogranuloma venério: aumento na incidência sugere surto mundial da doença. **Revista Brasileira de Coloproctologia**, v. 27, n. 2, p. 224-227, abr./jun. 2007. Disponível em: <https://www.scielo.br/j/rbc/a/Zs3zdy4J5M8HSWXNCZfB9Vt/abstract/?lang=pt>. Acesso em: 8 jul. 2022.

IBGE – Instituto Brasileiro de Geografia e Estatística. **Estatísticas do século XX**. Rio de Janeiro, 2006. Disponível em: <https://seculoxx.ibge.gov.br/images/seculoxx/seculoxx.pdf>. Acesso em: 7 jul. 2022.

IMPOTENCE. **National Institutes of Health – Consens Statement**, v. 10, n. 4, p. 1-31, Dec. 1992.

KALCKMANN, S. Preservativo feminino e dupla proteção: desafios para os serviços especializados de atenção às DSTs e AIDs. **Temas em Psicologia**, Ribeirão Preto, v. 21, n. 3, p. 1145-1157, dez. 2013. Disponível em: <http://pepsic.bvsalud.org/pdf/tp/v21n3/v21n3a20.pdf>. Acesso em: 8 jul. 2022.

KAMKHAGI, D. **Psicanálise e velhice**: sobre a clínica do envelhecer. São Paulo: Via Lettera, 2008.

KESKE, H.; SANTOS, E. R. O envelhecer digno como direito fundamental da vida humana. **Revista de Bioética y Derecho**, Barcelona, n. 45, p. 163-178, 2019. Disponível em: <https://revistes.ub.edu/index.php/RBD/article/view/22552/28652>. Acesso em: 6 jul. 2022.

KIM, H. Y. et al. Sexual Behavior and Sexually Transmitted Infection in the Elderly Population of South Korea. **Investigative and Clinical Urology**, v. 60, n. 3, p. 202-209, May 2019. Disponível em: <https://www.ncbi.nlm.nih.gov/pmc/articles/PMC6495036/#:~:text=The%20study%20found%20that%20approximately,in%20the%20low%2Drisk%20group.>. Acesso em: 7 jul. 2022.

KOVÁCS, M. J. Bioética nas questões da vida e da morte. **Psicologia USP**, São Paulo, v. 14, n. 2, p. 115-167, 2003. Disponível em: <https://www.scielo.br/pdf/pusp/v14n2/a08v14n2.pdf>. Acesso em: 6 jul. 2022.

LETO, M. das G. P. et al. Infecção pelo papilomavírus humano: etiopatogenia, biologia molecular e manifestações clínicas. **Anais Brasileiros de Dermatologia**, v. 86, n. 2, p. 306-317, abr. 2011. Disponível em: <https://www.scielo.br/j/abd/a/W8xQS6MSSk7tT8CLRCnbs8f/?format=pdf&lang=pt>. Acesso em: 8 jul. 2022.

LIBERA, L. S. D. et al. Avaliação da infecção pelo Papiloma Vírus Humano (HPV) em exames citopatológicos. **RBAC**, v. 48, n. 2, p. 138-143, jun./jul. 2016. Disponível em: <http://www.rbac.org.br/wp-content/uploads/2016/06/ARTIGO-7_RBAC-48-2-2016-ref.-257.pdf>. Acesso em: 7 jul. 2022.

LIPOVETSKY, G.; SERROY, J. **A cultura-mundo**: resposta a uma sociedade desorientada. Tradução de Maria Lúcia Machado. São Paulo: Companhia das Letras, 2011.

LOOKER, K. J. et al. Global and Regional Estimates of the Contribution of Herpes Simplex Vírus Type 2 Infection to HIV Incidence: a Population Attributable Fraction Analysis Using Published Epidemiological Data. **The Lancet**, v. 20, n. 2, p. 240-249, Feb. 2020. Disponível em: <https://www.ncbi.nlm.nih.gov/pmc/articles/PMC6990396/>. Acesso em: 7 jul. 2022.

LOPES, J. A. Bioética – uma breve história: de Nuremberg (1947) a Belmont (1979). **Revista Médica de Minas Gerais**, Belo Horizonte, v. 24, n. 2, p. 253-264, 2014. Disponível em: <http://rmmg.org/artigo/detalhes/1608>. Acesso em: 24 fev. 2022.

LOPES, R. G. da C. **Saúde na velhice**: as interpretações sociais e os reflexos no uso do medicamento. São Paulo: Educ; Fapesp, 2000.

LOURENÇO, R.C.C.; MASSI, G. **Linguagem e velhice**: considerações acerca do papel da escrita no processo de envelhecimento. Curitiba: Juruá, 2011.

LOVETT, A.; DUCAN, J. A. Human Immune Responses and the Natural History of Neisseria gonorrhoeae Infection. **Frontiers in Immunology**, v. 9, Feb. 2019. Disponível em: <https://www.frontiersin.org/articles/10.3389/fimmu.2018.03187/full>. Acesso em: 8 jul. 2022.

MACIEL, G. de P.; TASCA, T.; CARLI, G. A. de. Aspectos clínicos, patogênese e diagnóstico de Trichomonas vaginalis. **Jornal Brasileira de Patologia e Medicina Laboratorial**, v. 40, n. 3, p. 152-160, jun. 2004. Disponível em: <https://www.scielo.br/j/jbpml/a/gHZ9jDPgyCCn9YwssMTLzwm/?format=pdf&lang=pt>. Acesso em: 8 jul. 2022.

MAHMUD, I. C. et al. Sífilis adquirida: uma revisão epidemiológica dos casos em adultos e idosos no município de Porto Alegre/RS. **Revista de Epidemiologia e Controle de Infecção**, Santa Cruz do Sul, v. 9, n. 2, p. 177-184, maio 2019. Disponível em: <https://online.unisc.br/seer/index.php/epidemiologia/article/view/11820>. Acesso em: 7 jul. 2022.

MAINGUÉ, P. C. P. M. et al. Discussão bioética sobre o paciente em cuidados de fim de vida. **Revista Bioética**, Brasília, v. 28, n. 1, p. 135-146, jan./mar. 2020. Disponível em: <https://www.scielo.br/j/bioet/a/QBc3qsn7WSNN37rC99DZJQD/?format=pdf&lang=pt>. Acesso em: 6 jul. 2022.

MARENGO, M. O.; FLÁVIO, D. A.; SILVA, R. H. A. da. Terminalidade de vida: bioética e humanização em saúde. **Medicina**, Ribeirão Preto, v. 42, n. 3, p. 350-357, 2009. Disponível em: <https://www.revistas.usp.br/rmrp/article/view/231/232>. Acesso em: 6 jul. 2022.

MÁRQUEZ, G. G. **Memória de minhas putas tristes**. Tradução de Eric Nepomuceno. 31. ed. Rio de Janeiro: Record, 2005.

MASSI, G. Apresentação. In: CELEBRONE, R. C. **Grupo com idosos**: lugar de envelhescências. Curitiba: Juruá, 2019.

MENDONÇA, M. H.; SILVA, M. A. M. da. Vida, dignidade e morte: cidadania e mistanásia. **Ius Gentium**, v. 9, n. 5, p. 151-190, 2014. Disponível em: <https://www.revistasuninter.com/iusgentium/index.php/iusgentium/article/view/150>. Acesso em: 6 jul. 2022.

MINAYO, C. Envelhecimento e interdisciplinaridade: uma prática em construção. In: TRENCH, B.; ROSA, T. E. da C. (Org.). **Nós e o outro**: envelhecimento, reflexões, práticas e pesquisa. São Paulo: Instituto de Saúde São Paulo, 2011. p. 1-2.

MONTAGUE, D. K. et al. The American Urological Association Erectile Dysfunction Clinical Guidelines Panel Report on The Treatment of Organic Erectile Dysfunction. Baltimore, MD: American Urological Association, 1996.

MORAIS, M. T. M.; CAIRES, S. S. Perfil socioepidemiológico dos portadores do HTLV em um município do sudoeste baiano. **Revista de Saúde Coletiva da UEFS**, Feira de Santana, v. 7, n. 3, p. 18-21, dez. 2017. Disponível em: <http://periodicos.uefs.br/index.php/saudecoletiva/article/view/1220/2176>. Acesso em: 7 jul. 2022.

MOURA, M. do N.; SILVA, C. F. T.; SANTOS, F. F. A sexualidade na terceira idade: o tabu que envolve os idosos. In: SEMANA DE MOBILIZAÇÃO CIENTÍFICA, 22., 2019, Salvador. **Anais**.... Salvador: UCSAL, 2019. Disponível em: <http://ri.ucsal.br:8080/jspui/bitstream/prefix/1270/3/A%20sexualidade%20na%20terceira%20idade%3a%20o%20tabu%20que%20envolve%20os%20idosos.pdf>. Acesso em: 7 jul. 2022.

MUCIDA, A. **O sujeito não envelhece**: psicanálise e velhice. 2. ed. Belo Horizonte: Autêntica, 2006.

MUZNY, C. A. Why Does Trichomonas vaginalis Continue to be a "Neglected" Sexually Transmitted Infection? **Clinical Infectious Diseases**, Editorial Commentary, v. 67, n. 2, p. 218-220, jul. 2018. Disponível em: <https://www.ncbi.nlm.nih.gov/pmc/articles/PMC6030825/#:~:text=As%20discussed%20elsewhere%20%5B19%E2%80%9322,%E2%80%9D%20%5B21%2C%2023%5D.>. Acesso em: 8 jul. 2022.

NASCIMENTO, M. de M. Uma visão geral das teorias do envelhecimento humano. **Revista Saúde e Desenvolvimento Humano**, Canoas, v. 8, n. 1, p. 161-168, fev. 2020. Disponível em: <https://revistas.unilasalle.edu.br/index.php/saude_desenvolvimento/article/view/6192/pdf>. Acesso em: 5 jul. 2022.

OLIVEIRA, W. F. de. Uma análise principialista do suicídio assistido. **Theoria – Revista Eletrônica de Filosofia**, Pouso Alegre, v. 4, n. 9, 2012. Disponível em: <https://www.theoria.com.br/edicao0212/uma_analise_principialista_do_suicidio_assistido.pdf>. Acesso em: 6 jul. 2022.

OMS – Organização Mundial da Saúde. **Relatório mundial de envelhecimento e saúde.** Genebra: OMS, 2015. Disponível em: <https://apps.who.int/iris/bitstream/handle/10665/186468/WHO_FWC_ALC_15.01_por.pdf%3Bjse>. Acesso em: 7 jul. 2022.

ONU – Organização das Nações Unidas. **World Population Prospects 2019**. ONU: New York, 2019. Disponível em: <https://population.un.org/wpp/Publications/Files/WPP2019_Highlights.pdf>. Acesso em: 7 jul. 2022.

PAIVA, F. C. L. de; ALMEIDA JÚNIOR, J. J. de; DAMÁSIO, A. C. Ética em cuidados paliativos: concepções sobre o fim da vida. **Revista Bioética**, Brasília, v. 22, n. 3, p. 550-560, dez. 2014. Disponível em: <https://www.scielo.br/j/bioet/a/tC4PZX6PP4nWSMLGp3k5S7G/?format=pdf&lang=pt>. Acesso em: 6 jul. 2022.

PARANHOS, D. G. A. M.; ALBUQUERQUE, A.; GARRAFA, V. Vulnerabilidade do paciente idoso à luz do princípio do cuidado centrado no paciente. **Saúde e Sociedade**, São Paulo, v. 26, n. 4, p. 932-942, 2017. Disponível em: <https://www.scielo.br/j/sausoc/a/znXjdWfwfmpY7RSr5hzYYTK/?format=pdf&lang=pt>. Acesso em: 6 jul. 2022.

PAZ, M. A. da et al. Influência do uso da camisinha masculina por idosos na vulnerabilidade ao HIV: uma revisão sistemática com meta-análise. **Jornal Brasileiro de Doenças Sexualmente Transmissíveis**, v. 25, n. 3, p. 150-156, 2013. Disponível em: <http://ole.uff.br/wp-content/uploads/sites/303/2018/02/r25-3-2013-DST_v25n3_150-156.pdf>. Acesso em: 8 jul. 2022.

PENELLO, A. M. et al. Herpes genital. **Jornal Brasileiro de Doenças Sexualmente Transmissíveis**, v. 22, n. 2, p. 64-72, 2010. Disponível em: <http://pdi.sites.uff.br/wp-content/uploads/sites/303/2018/02/r22-2-2010-3-Herpes-Genital.pdf>. Acesso em: 7 jul. 2022.

PESSINI, L. As origens da bioética: do credo bioético de Potter ao imperativo bioético de Fritz Jahr. **Revista Bioética**, Brasília, v. 21, n. 1, p. 9-19, abr. 2013. Disponível em: <https://www.scielo.br/j/bioet/a/xNYLfqG6fTfhcgMTq3Q4WQd/?format=pdf&lang=pt>. Acesso em: 6 jul. 2022.

PESSINI, L. Distanásia: até quando investir sem agredir? **Revista Bioética**, Brasília, v. 4, n. 1, 1996. Disponível em: <https://revistabioetica.cfm.org.br/index.php/revista_bioetica/article/view/394/357>. Acesso em: 6 jul. 2021.

REGO, S.; PALÁCIOS, M.; SIQUEIRA-BATISTA, R. **Bioética para profissionais de saúde**. Rio de Janeiro: Fiocruz, 2009.

REIS, A. A. da S. et al. Aspectos clínico-epidemiológicos associados ao câncer de pênis. **Ciência e Saúde Coletiva**, v. 15, n. 1, p. 1105-1111, jun. 2010. Disponível em: <https://www.scielo.br/j/csc/a/sStDbRvkVGYRjFsmwCKrgJm/?format=pdf&lang=pt>. Acesso em: 8 jul. 2022.

REZENDE, F. A. V. S. et al. Perfil epidemiológico dos portadores de HTLV atendidos em instituto de referência em doenças infecciosas. In: CONGRESSO BRASILEIRO DE SAÚDE COLETIVA, 8., 2018, Rio de Janeiro. **Anais...** Campinas: Galoá, 2019. Disponível em: <https://www.arca.fiocruz.br/handle/icict/38588>. Acesso em: 7 jul. 2022.

ROSA-SANTOS, O. L. da; SILVA, A. G. da; PEREIRA JR., A. C. Herpes Simplex Vírus Type 2 in Brazil: Seroepidemiologic Survey. **International Journal of Dermatology**, v. 35, n. 11, p. 794-796, Nov. 1996.

ROUDINESCO, E. **Por que a psicanálise?** Rio de Janeiro: Jorge Zahar, 2000.

ROUSSEAU, J-J. **Emílio ou Da educação**. Tradução de Sérgio Milliet. 3. ed. Rio de Janeiro: Bertrand Brasil, 1995.

ROZENDO, A. da S.; ALVES, J. M. Sexualidade na terceira idade: tabus e realidade. **Revista Kairós Gerontologia**, v. 18, n. 3, p. 95-107, jul./set. 2015. Disponível em: <https://revistas.pucsp.br/index.php/kairos/article/view/26210>. Acesso em: 7 jul. 2022.

SALES, J. C. e S. et al. A percepção do idoso em um Centro de Convivência de Teresina – PI sobre a Aids. **REME – Revista Mineira de Enfermagem**, v. 17, n. 3, p. 620-627, jul./set. 2013. Disponível em: <https://www.reme.org.br/artigo/detalhes/677#:~:text=A%20realiza%C3%A7%C3%A3o%20do%20presente%20estudo,ainda%20como%20uma%20doen%C3%A7a%20que>. Acesso em: 7 jul. 2022.

SALES, W. B. et al. Comportamento sexual de risco e conhecimento sobre IST/Sida em universitários da saúde. **Revista de Enfermagem Referência**, n. 10, p. 19-27, jul./set. 2016. Disponível em: <https://www.redalyc.org/pdf/3882/388247711002.pdf>. Acesso em: 7 jul. 2022.

SANCHEZ Y SANCHES, K. M.; SEIDL, E. M. F. Ortotanásia: uma decisão frente à terminalidade. **Interface – Comunicação, Saúde e Educação**, v. 17, n. 44, p. 23-34, jan./mar. 2013. Disponível em: <https://www.scielo.br/j/icse/a/R4CFGYzqSt4P5z7VjWvfLKb/?format=pdf&lang=pt>. Acesso em: 6 jul. 2022.

SANTA CATARINA. **Protagonismo e empoderamento da pessoa idosa**: por um Brasil de todas as idades. In: CONFERÊNCIA ESTADUAL DOS DIREITOS DA PESSOA IDOSA, 4., Florianópolis, 2015. Disponível em: <http://www.sds.sc.gov.br/index.php/conselhos/cei/conferencias/2490-protagonismo-e-empoderamento-da-pessoa-idosa-floripa/file>. Acesso em: 8 jul. 2022.

SANTOS, P. A. Modelos de bioética. In: ABREU, C. B. B. **Bioética e gestão em saúde** (Org.). Curitiba: InterSaberes, 2018. p. 68-86.

SANTOS, R. de F. A. et al. Conhecimento de idosas sobre o exame citopatológico. **Revista de Enfermagem UFPE on line**, Recife, v. 9, n. 2, p. 517-525, fev. 2015. Disponível em: <https://periodicos.ufpe.br/revistas/revistaenfermagem/article/download/10367/11100>. Acesso em: 6 jul. 2022.

SBGG – Sociedade Brasileira de Geriatria e Gerontologia. **Velhice não é assexual, defendem especialistas da SBGG**. 10 dez. 2019. Disponível em: <https://sbgg.org.br/velhice-nao-e-assexual-defendem-especialistas-da-sbgg/>. Acesso em: 7 jul. 2022.

SILVA, G. F. da et al. Perfil epidemiológico do idoso com sífilis no município de Cascavel/PR. **Revista Interdisciplinar em Saúde**, Cajazeiras, v. 7, p. 16-32, 2020. Disponível em: <https://www.interdisciplinaremsaude.com.br/Volume_28/Trabalho_02_2020.pdf>. Acesso em: 6 jul. 2022.

SILVA, L. C. da; MENDONÇA, A. R. dos A. A terminalidade da vida e o médico: as implicações bioéticas da relação médico-paciente terminal. **Geriatria & Gerontologia**, Rio de Janeiro, v. 5, n. 11, p. 24-30, 2011. Disponível em: <http://sbgg.org.br/wp-content/uploads/2014/10/2011-1.pdf>. Acesso em: 6 jul. 2022.

SILVA, P. M. C. da et al. Conhecimento e atitudes sobre o Papilomavírus humano e a vacinação. **Escola Anna Nery**, v. 22, n. 2, p. 1-7, 2018. Disponível em: <https://www.scielo.br/j/ean/a/R4HvzH5Lsx76nv3jNN4S4VC/?format=pdf&lang=pt>. Acesso em: 6 jul. 2022.

SIQUEIRA-BATISTA, R.; SCHRAMM, F. R. Conversações sobre a "boa morte": o debate bioético acerca da eutanásia. **Cadernos de Saúde Pública**, Rio de Janeiro, v. 21, n. 1, p. 111-119, jan./fev. 2005. Disponível em: <https://www.scielo.br/j/csp/a/rpx7NmV6Yt4XTtmjytnfH6g/?format=pdf&lang=pt>. Acesso em: 6 jul. 2022.

SOARES, F. M. de P. O. **Envelhescência**: o trabalho psíquico na velhice. Curitiba: Appris, 2020.

SOUZA, V. C.; DOURADO, S. M. M. Câncer de pênis no Brasil: um problema de saúde pública. **Revista Brasileira de Oncologia Clínica**, v. 11, n. 40, p. 58-59, abr./jun. 2015. Disponível em: <https://www.sboc.org.br/sboc-site/revista-sboc/pdfs/40/editorial.pdf>. Acesso em: 8 jul. 2022.

SUKIK, L. et al. Herpes Simplex Vírus Type 1 Epidemiology in Latin America and the Caribbean: Systematic Review And Meta-Analytics. **Plos One**, v. 14, n. 4, p. 1-20, Apr. 2019. Disponível em: <https://www.ncbi.nlm.nih.gov/pmc/articles/PMC6476500/>. Acesso em: 7 jul. 2022.

TAVARES, A. R.; PIRES, C. I.; SIMÕES, J. A. Autonomia do idoso: perspectiva ética, médica e legal. **Revista Portuguesa de Bioética**, Porto, n. 15, p. 329-352, 2011. Disponível em: <https://www.researchgate.net/publication/236331511_Autonomy_of_the_Elderly_Ethical_medical_and_legal_perspective_Portuguese_original_Autonomia_do_Idoso_Perspectiva_etica_medica_e_legal>. Acesso em: 6 jul. 2022.

TERRA, N. L. et al. **Sexualidade, menopausa, andropausa e disfunção erétil no envelhecimento**: compreensão e manejo. Porto Alegre: ediPUCRS, 2014.

TRENCH, B.; SANTOS, C. G. dos. Menopausa ou menopausas? **Saúde e Sociedade**, v. 14, n. 1, p. 91-100, jan./abr. 2005. Disponível em: <https://www.scielo.br/j/sausoc/a/WJgGfLxdL9rWM5jsQpWSYbv/?format=pdf&lang=pt>. Acesso em: 7 jul. 2022.

TRENTINI, C. M. **Qualidade de vida em idosos**. 224 f. Tese (Doutorado em Psiquiatria) – Universidade Federal do Rio Grande do Sul, Porto Alegre, 2004. Disponível em: <https://lume.ufrgs.br/handle/10183/3471>. Acesso em: 5 jul. 2022.

UCHÔA, Y. da S. et al. A sexualidade sob o olhar da pessoa idosa. **Revista Brasileira de Geriatria e Gerontologia**, Rio de Janeiro, v. 19, n. 6, p. 939-949, nov./dez. 2016. Disponível em: <https://www.scielo.br/j/rbgg/a/7dtmjLMf3c4bHR8bgcQDFXg/abstract/?lang=pt>. Acesso em: 7 jul. 2022.

UNFPA – Fundo de População das Nações Unidas. **Preservativo feminino**: das políticas globais à realidade brasileira. Brasília: UNFPA, 2011. Disponível em: <http://www.unfpa.org.br/Arquivos/preservativo_feminino.pdf>. Acesso em: 8 jul. 2022.

VEATCH, R. M. **Bioética**. Tradução de Daniel Vieira. 3. ed. São Paulo: Pearson Education do Brasil, 2014.

VIEIRA, D. P. de C. Mistanásia: um novo instituto para um problema milenar. **Revista Processus de Estudos de Gestão, Jurídicos e Financeiros**, v. 1, n. 2, p. 61-64, abr./jun. 2010. Disponível em: <http://periodicos.processus.com.br/index.php/egjf/article/view/29/21>. Acesso em: 6 jul. 2022.

WANSSA, M. C. D. Autonomia versus beneficência. **Revista Bioética**, Brasília, v. 19, n. 1, p. 105-117, 2011. Disponível em: <https://revistabioetica.cfm.org.br/index.php/revista_bioetica/article/view/611>. Acesso em: 6 jul. 2022.

WILLIG, M. H. **As histórias de vida dos idosos longevos de uma comunidade**: o elo entre o passado e o presente. 158 f. Tese (Doutorado em Enfermagem) – Universidade Federal do Paraná, Curitiba, 2012. Disponível em: <http://www.ppgenf.ufpr.br/TeseMariluciWillig.pdf>. Acesso em: 5 jul. 2022.

WITKIN, S. S. et al. Chlamydia trachomatis: the Persistent Pathogen. **American Society for Microbiology**, v. 24, n. 10, Oct. 2017. Disponível em: <https://journals.asm.org/doi/full/10.1128/CVI.00203-17>. Acesso em: 8 jul. 2022.

Respostas

Capítulo 1
Questões para revisão
1. No Brasil, o contingente de idosos cresce exponencialmente; por isso, urge a criação de medidas e propostas que contemplem as dimensões biológica, psicológica e social do envelhecimento. Isso possibilitará que os idosos tenham saúde física e mental e estabeleçam vínculos sociais significativos.
2. O psicólogo é o profissional privilegiado para escutar, acolher, atender e entender o psiquismo humano. Ele é apto a trabalhar com idosos e promover velhices dignas.
3. a
4. a
5. e

Capítulo 2
Questões para revisão
1. As teorias biológicas, as teorias psicológicas e as teorias sociais.
2. A relação dos avós com os netos possibilita se fazerem retificações simbólicas e subjetivas para ambos. Isso porque o exercício da avosidade, segundo Cardoso (2011), constitui-se como oportunidade de transmissão intergeracional por idoso íntegro, que é aquele que escolheu converter os destroços deixados pela vida em legados dignos de transmissão para as gerações seguintes.

3. a
4. a
5. a

Capítulo 3

Questões para revisão

1. b
2. c
3. d
4. A ortotanásia permite que a morte aconteça em seu tempo em decorrência do agravamento de uma doença, já a eutanásia passiva abrevia a vida sem que, necessariamente, a patologia da qual o indivíduo padece já esteja em fase terminal.
5. A distanásia pode ser compreendida como a aplicação ou a manutenção de recursos, técnicas e tratamentos invasivos destinada a manter vivo um paciente para quem já não há mais possibilidade de recuperação. Embora o intuito seja salvar a vida do paciente, o que se observa é que, na verdade, essa prática se refere ao prolongamento exagerado e desnecessário do processo de morrer, conferindo-lhe mais sofrimento, angústia e ansiedade.

Capítulo 4

Questões para revisão

1. e
2. d
3. b
4. As mudanças relacionadas à menopausa incluem: falta de interesse sexual; dificuldade com lubrificação; capacidade reduzida de chegar ao clímax (orgasmo); ausência de prazer; sensação reduzida; e dor durante a relação sexual.

5. São recomendações para o empoderamento do idoso:
   - Investimento na educação e em mecanismos que permitam a participação de todos os cidadãos na vida social, política e econômica de suas sociedades.
   - Inclusão das pessoas idosas na economia de forma adequada à sua idade.
   - Participação ativa das pessoas idosas na formulação de políticas que repercutam no desenvolvimento de seu papel.
   - Autopromoção das pessoas idosas quanto ao próprio direito, sobretudo sobre as questões que lhes afetam.
   - Acesso ao conhecimento, à educação e à capacitação.
   - Solidariedade intergeracional.
   - Controle, acompanhamento e avaliação das políticas públicas.
   - Enfrentamento dos problemas sociais e estímulo a uma cultura de paz e justiça.

Capítulo 5
Questões para revisão
1. a
2. c
3. b
4. As metas estão relacionadas ao alcance da porcentagem de 90% das pessoas vivendo com HIV (PVHIV) do país diagnosticadas, 90% das pessoas vivendo com HIV (PVHIV) diagnosticadas em terapia antirretroviral (Tarv) e 90% das pessoas em terapia antirretroviral (Tarv) com carga viral (CV) suprimida.
5. O agente causador dessa infecção é a bactéria conhecida como *Treponema pallidum*.

Capítulo 6
Questões para revisão
1. b
2. d
3. c
4. A bactéria que causa o LGV é conhecida como *Chlamydia trachomatis*.
5. As manifestações clínicas descritas se referem à gonorreia e à infecção por clamídia.

Sobre os autores

Débora Luiza Montezeli é especialista em Recursos Humanos pela Pontifícia Universidade Católica do Paraná (PUCPR) e em Psicoterapia Comportamental e Cognitiva pelo Instituto de Estudos do Comportamento (Psicolog). É graduada em Psicologia pela Universidade Estadual de Londrina (UEL) e atua como psicóloga clínica analítico-comportamental há mais de 15 anos, com ênfase no atendimento de adolescentes e adultos.

Fabiana da Silva Prestes é especialista em Gestão Estratégica, graduada em Administração e Processos Gerenciais e tecnóloga em Gerontologia pelo Centro Universitário Internacional Uninter. Atua como professora no curso de Tecnologia da referida instituição.

Regina Célia Celebrone é doutora e mestre em Distúrbios da Comunicação na linha de pesquisa Envelhecimento e Linguagem pela Universidade Tuiuti do Paraná (UTP) e especialista em Psicologia Clínica pela mesma instituição. É psicóloga, psicanalista, professora, escritora, palestrante, comunicadora nos canais sociais. É autora dos livros *Linguagem e velhice: considerações acerca do papel da escrita no processo de envelhecimento* e *Grupos com idosos: lugar de envelhescências*, ambos publicados pela Editora Juruá. Coordenou o Laboratório Luto e Envelhecimento da Universidade Federal do Paraná (UFPR), e dialoga com o Grupo de Estudos da Linguagem no Envelhecimento e nas Patologias (Gelep/CNPq/IEL/Unicamp). Produziu e apresentou o programa "A voz da vez, a palavra com quem sabe envelhecer", na Rádio Cultura de Curitiba. Atende idosos na clínica e em grupos *on-line*.

Willian Barbosa Sales é doutor e mestre em Saúde e Meio Ambiente pela Universidade da Região de Joinville (Univille) e especialista em Análises Clínicas pelo Instituto Brasileiro de Pós-Graduação e Extensão (Ibpex). Biólogo formado pela Faculdade Integrada de Campo Mourão, Paraná, atualmente é professor e coordenador dos cursos de pós-graduação em Saúde do Centro Universitário Internacional Uninter.

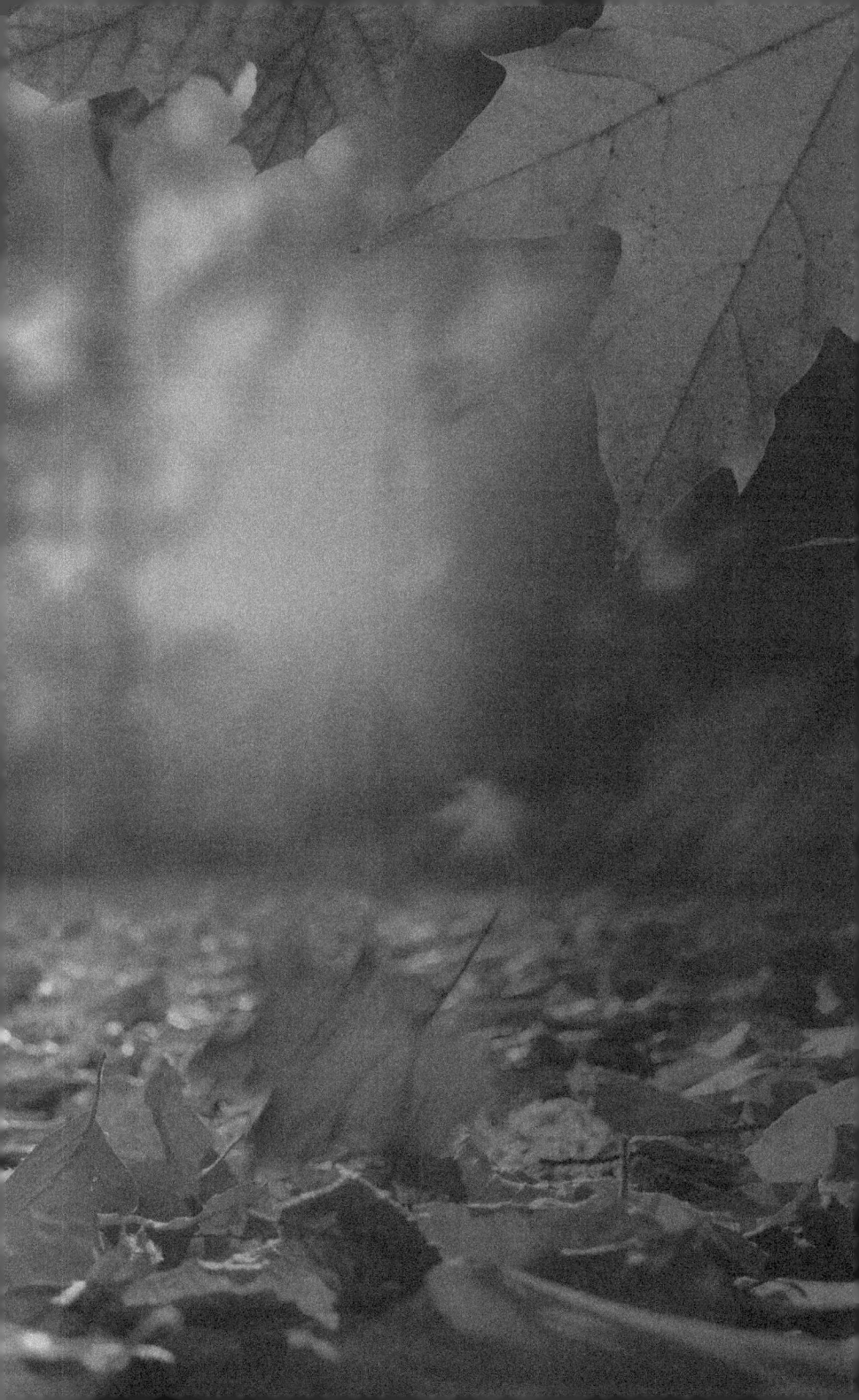

Os papéis utilizados neste livro, certificados por instituições ambientais competentes, são recicláveis, provenientes de fontes renováveis e, portanto, um meio responsável e natural de informação e conhecimento.

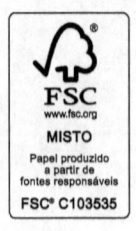

FSC
www.fsc.org
MISTO
Papel produzido a partir de fontes responsáveis
FSC® C103535

Impressão: Reproset
Novembro/2022